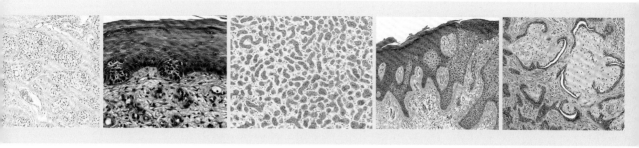

少见皮肤肿瘤
病理图谱

PATHOLOGICAL ATLAS OF
RARE SKIN TUMORS

常建民　编著

北京大学医学出版社

SHAOJIAN PIFU ZHONGLIU BINGLI TUPU

图书在版编目（CIP）数据

少见皮肤肿瘤病理图谱 / 常建民编著. —北京：
北京大学医学出版社，2023.5
ISBN 978-7-5659-2869-7

Ⅰ．①少… Ⅱ．①常… Ⅲ．①皮肤肿瘤－病理学－图
谱 Ⅳ．① R739.52-64

中国国家版本馆 CIP 数据核字（2023）第 037433 号

少见皮肤肿瘤病理图谱

编　　著：常建民
出版发行：北京大学医学出版社
地　　址：（100191）北京市海淀区学院路38号　北京大学医学部院内
电　　话：发行部 010-82802230；图书邮购 010-82802495
网　　址：http：//www.pumpress.com.cn
E-mail：booksale@bjmu.edu.cn
印　　刷：北京金康利印刷有限公司
经　　销：新华书店
责任编辑：王智敏　**责任校对**：靳新强　**责任印制**：李　啸
开　　本：787mm×1092mm　1/16　印张：16.5　字数：470千字
版　　次：2023年5月第1版　2023年5月第1次印刷
书　　号：ISBN 978-7-5659-2869-7
定　　价：158.00元

作者简历

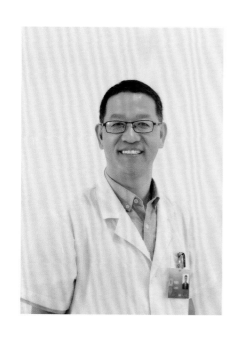

　　常建民，主任医师，医学博士，北京医院皮肤科主任，北京大学医学部教授，北京大学皮肤性病学系副主任，北京协和医学院博士研究生导师，中国医师协会皮肤科医师分会常委，中国医师协会皮肤科医师分会皮肤病理学组组长，中国医疗保健国际交流促进会皮肤科分会副主任委员，北京医学会皮肤性病学分会副主任委员，第十二、十三、十四届北京市政协委员。内蒙古赤峰市喀喇沁旗人，1988年考入北京医科大学（现北京大学医学部），1997年毕业获医学博士学位。2005年晋升为主任医师。2001年至2003年在英国卡迪夫大学医学院做访问学者，2016年12月至2017年3月在美国加州大学洛杉矶分校（UCLA）做访问学者。2011年被中国医师协会皮肤科医师分会评为优秀中青年医师，2012年被评为北京市优秀中青年医师。担任《中华皮肤科杂志》《临床皮肤科杂志》、*British Journal of Dermatology*、*International Journal of Dermatology and Venerology*等杂志编委。已经在皮肤病专业国内外核心期刊上发表论文350余篇。主编《皮肤病理入门图谱》《皮肤附属器肿瘤病理图谱》《皮肤黑素细胞肿瘤病理图谱》《色素增加性皮肤病》《色素减退性皮肤病》《色素性皮肤病临床及病理图谱》《少见色素性皮肤病病例精粹》《女性外阴疾病》《皮肤病病例精粹》等专著。主要专业领域：白癜风及其他色素性皮肤病、女性外阴性皮肤病、皮肤病理诊断。

前　言

非常羡慕现在的年轻人，他们有非常高的智力水平，也有非常好的学习条件。但是我经常因一些研究生或住院医师聪明有余、勤奋不足而耿耿于怀。每当看见他们在科室里抱着手机刷屏的时候，我便心生不悦。

1993年我刚读研究生，那时没有电脑，也没有手机。那时主要的学习途径是读书。要么去图书馆看书，要么把书从图书馆借出或者自己买书来读。在读研究生的四年时间里，我把医院图书馆皮肤科书籍几乎通览了一遍，图书馆所有中英文皮肤科期刊，基本上每一期都阅览过。1997年博士毕业开始工作后，几乎每隔一两个月，我都要去一次北京协和医学院图书馆，在那里花上一天的时间，将图书馆内二十余种皮肤病英文期刊浏览一遍，并将好的文章复印回来再细读。如此坚持了二十余年。

每周二中午是我科集体病理阅片的时间。中午十二点，我便准时坐在皮肤科病理室多头显微镜前。可以说，那是我一周中最快乐的时光。虽然经常面临挑战与纠结，但也充满了期待和快乐。每每见到精彩的病理切片，内心无比喜悦，一上午门诊的疲劳被瞬间冲淡。每周的集体阅片，我很少缺席，即便身体不适，也不想错过可能一生中再难得一见的病例。如此已经坚持了近二十年。

要想成为一名合格的临床医生，勤奋是最重要的品质。临床上很多问题通过勤奋都能够解决。多读书，多看病人，多积累，多思考，多总结，这是临床医生成长的必经之路。

除了勤奋，对专业的执着与热爱也非常重要。临床中遇到一个诊治疑难病例，见到一张诊断困难的病理切片，要有"千方百计、想方设法"一定要把它搞清楚、弄明白的精神。每当您搞清楚一个疑难病例，弄明白一张疑难病理切片，就如同拾到了一颗珍珠。如果您每天都能够拾到一颗珍珠并把它珍藏起来，日积月累，数年之后，您会设计出无数条精美的独一无二的项链。

本书就是我积累二十余年的珍珠做成的项链，今天呈现给大家，供大家在饭后、睡前或者手机刷屏有点累的时候，随手翻阅一下，权当休息而已。

路虽远，行则将至；事虽难，做则必成。

常建民

北京医院皮肤科

2023年初春

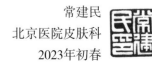

目　录

1. 克隆型脂溢性角化病
Clonal seborrheic keratosis

➢ 又称为Borst-Jadassohn表皮内上皮瘤
➢ 表皮角化过度
➢ 表皮肥厚，呈球状向真皮内增生
➢ 球状肥厚区域的细胞为上皮细胞，呈漩涡状排列组成巢状
➢ 细胞形态与周围角质形成细胞类似
➢ 病理上应与单纯汗腺棘皮瘤鉴别
➢ 临床表现与通常的脂溢性角化基本相同

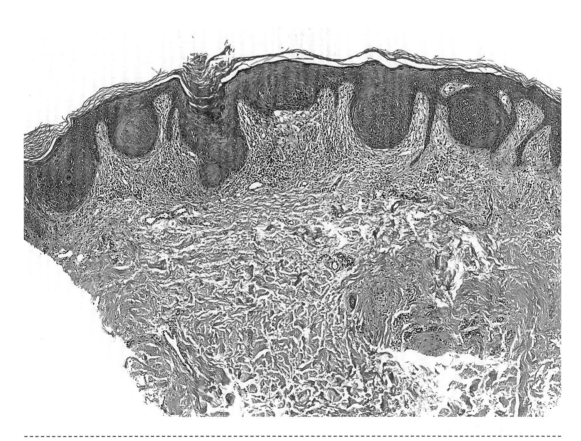

克隆型脂溢性角化病：表皮角化过度，表皮肥厚，呈球状向真皮内增生

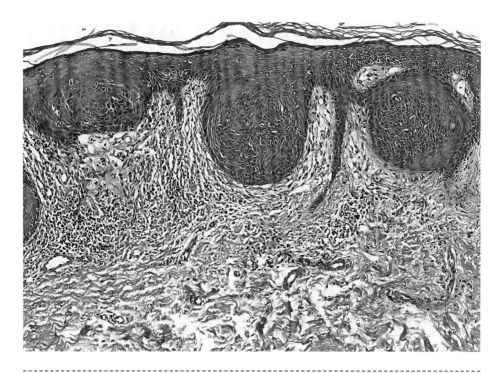

克隆型脂溢性角化病：表皮角化过度，表皮内可见呈球形的细胞巢，与周围角质形成细胞界限清楚

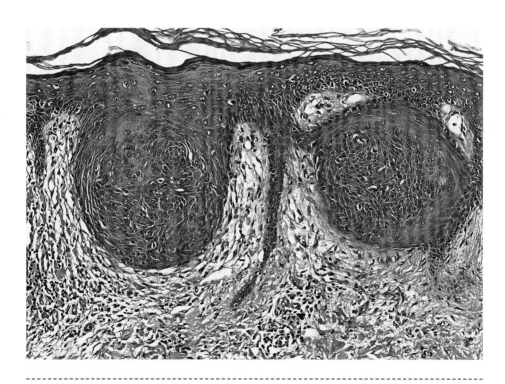

克隆型脂溢性角化病：表皮内可见呈球形的细胞巢，与周围角质形成细胞界限清楚，内有色素

2. 色素性克隆型脂溢性角化病
Pigmented clonal seborrheic keratosis

➢ 表皮角化过度
➢ 棘层肥厚
➢ 表皮内可见呈球形的细胞巢
➢ 球形细胞巢内有较多的色素
➢ 临床上与一般脂溢性角化病类似

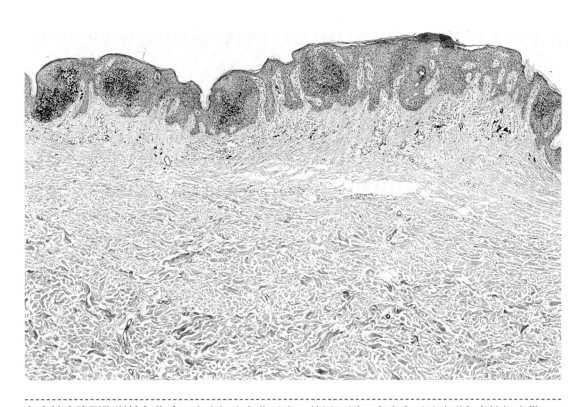

色素性克隆型脂溢性角化病： 表皮轻度角化过度，棘层肥厚，表皮内可见球形色素性细胞巢

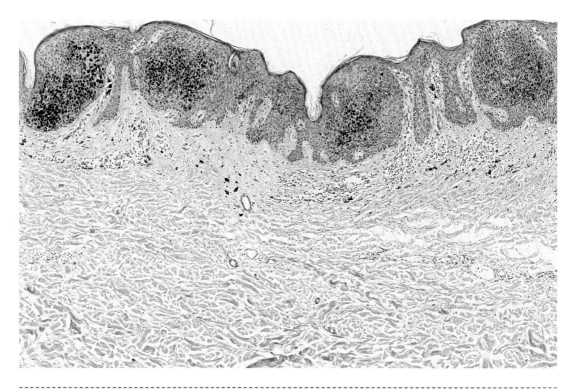

色素性克隆型脂溢性角化病： 表皮棘层肥厚，表皮内可见球形的色素性细胞巢

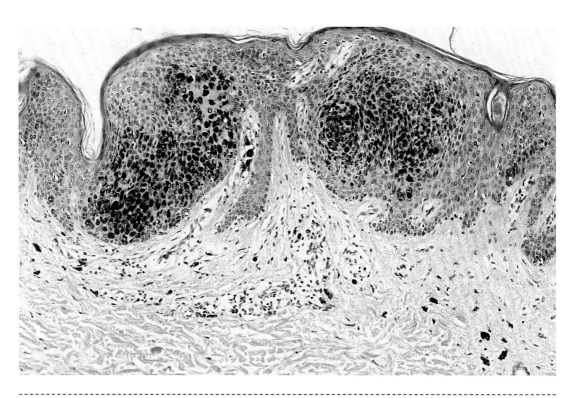

色素性克隆型脂溢性角化病： 棘层肥厚，表皮内可见色素性细胞巢

3. 黑素棘皮瘤
Melanoacanthoma

➢ 是脂溢性角化病的一个特殊类型
➢ 表皮角化轻微
➢ 棘层肥厚，主要由基底样细胞组成
➢ 表皮内有大量的黑素颗粒
➢ 黑素颗粒散在分布于表皮全层
➢ 表皮内可见角囊肿
➢ 多累及中老年人
➢ 皮损常表现为孤立的、边界清楚的结节或斑块
➢ 褐色至黑褐色
➢ 表面光滑，无明显角化及鳞屑

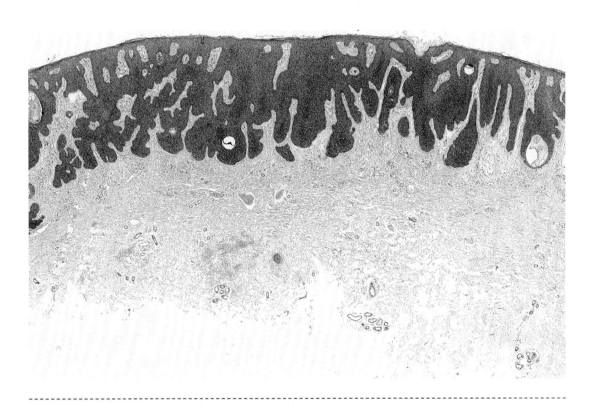

黑素棘皮瘤：棘层肥厚，表皮全层有大量的色素

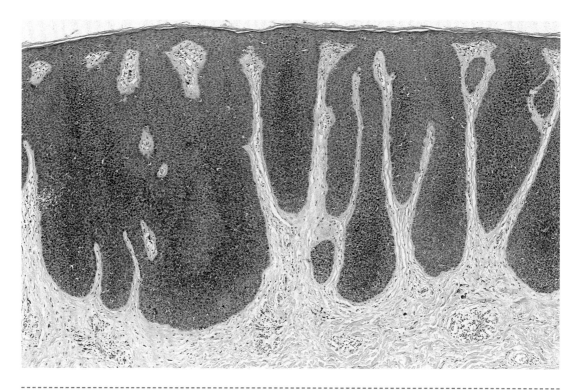

黑素棘皮瘤：表皮角化轻微，棘层肥厚，主要由基底样细胞组成，表皮全层有大量的色素

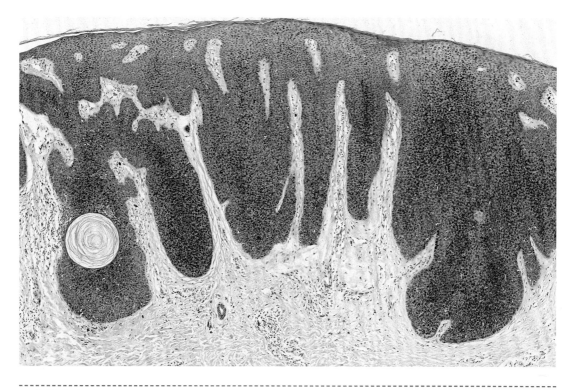

黑素棘皮瘤：表皮全层有大量的色素，可见角囊肿

4. 透明细胞脂溢性角化病
Clear cell seborrheic keratosis

➢ 主要病理特征与常见脂溢性角化相同
➢ 特殊表现为肿瘤内出现较多的透明细胞
➢ 临床上与常见的脂溢性角化病无明显区别

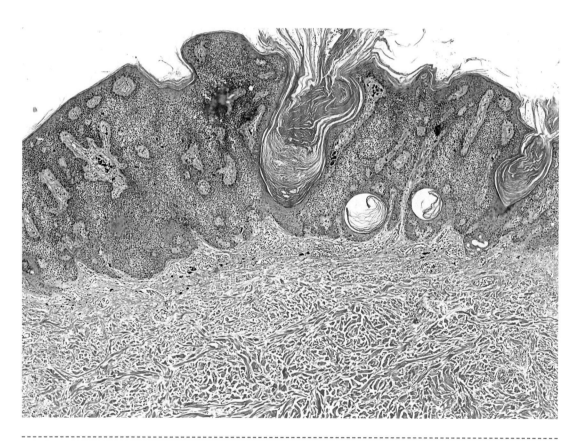

透明细胞脂溢性角化病：角化过度，棘层肥厚，表皮内可见角囊肿

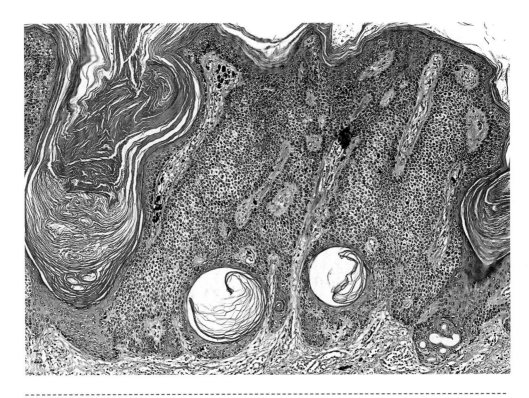

透明细胞脂溢性角化病： 增生的表皮内可见较多的透明细胞

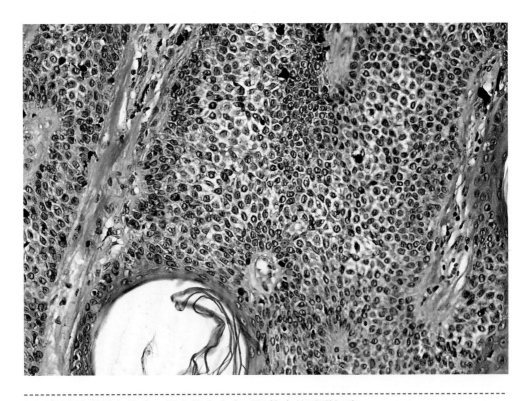

透明细胞脂溢性角化病： 增生的表皮内可见较多的透明细胞

5. 反转性毛囊角化病
Inverted follicular keratosis

➢ 反转性毛囊角化病是毛囊漏斗部肿瘤
➢ 有人认为是脂溢性角化病的特殊类型
➢ 肿瘤呈内生性生长，自表皮向真皮内延伸，呈小叶状或指状
➢ 主要由鳞状上皮组成，可见基底样细胞
➢ 肿瘤团块内可见鳞状涡及角囊肿
➢ 肿瘤团块内可出现异型细胞
➢ 肿瘤团块上方的表皮可见角化过度和角化不全
➢ 好发于老年男性
➢ 面颊和上唇是好发部位
➢ 多表现为单发的皮色或淡褐色结节

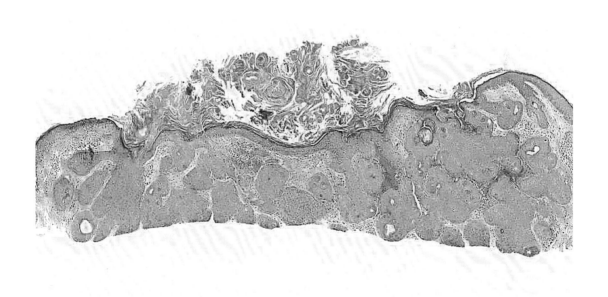

反转性毛囊角化病：肿瘤呈内生性生长，自表皮呈小叶状向真皮内延伸

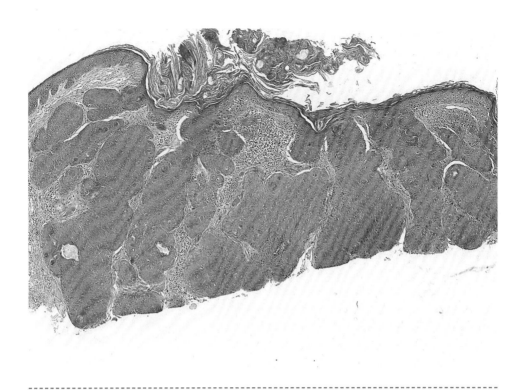

反转性毛囊角化病：表皮角化过度，肿瘤自表皮呈小叶状向真皮内生长

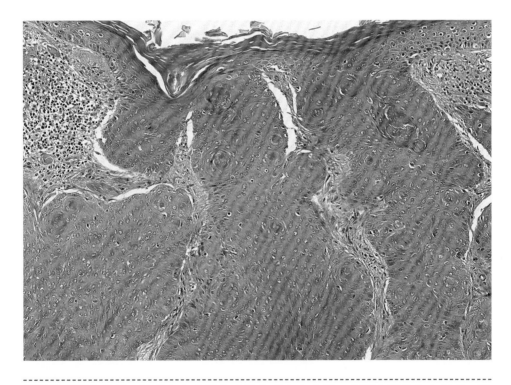

反转性毛囊角化病：肿瘤自表皮呈小叶状向真皮内生长，主要由鳞状上皮组成，肿瘤团块内可见鳞状涡

6. 囊性反转性毛囊角化病
Cystic inverted follicular keratosis

➢ 临床少见
➢ 毛囊漏斗部囊性扩张
➢ 其他病理表现与反转性毛囊角化病相同
➢ 好发于面部
➢ 表现为褐色的丘疹或结节

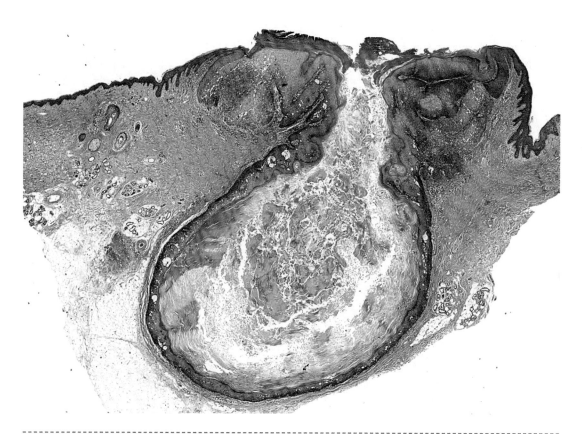

囊性反转性毛囊角化病： 毛囊漏斗部囊性扩张，毛囊口两侧表皮向真皮内增生

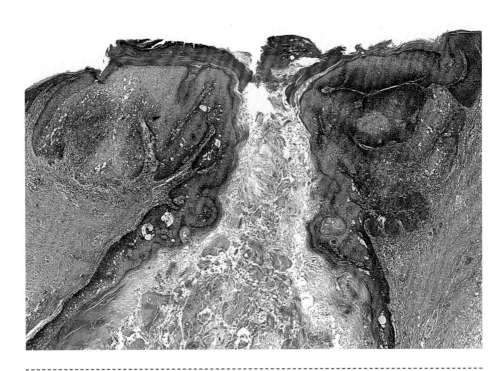

囊性反转性毛囊角化病： 毛囊漏斗部囊性扩张，内充角质，毛囊口两侧表皮向真皮内增生

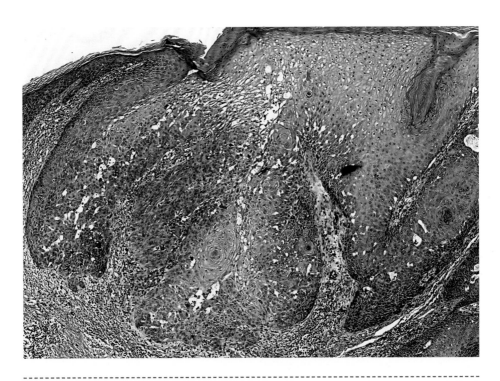

囊性反转性毛囊角化病： 毛囊口两侧表皮向真皮内增生，可见鳞状涡，细胞排列紊乱，可见异型细胞

7. 疣状角化不良瘤
Warty dyskeratoma

➤ 高度扩张的杯状或囊性皮损，内充满角质碎片
➤ 角质碎片内有角化不良细胞（圆体和谷粒）
➤ 下方表皮棘层松解，基底层上绒毛形成
➤ 真皮常有淋巴细胞和组织细胞浸润，有时也见浆细胞
➤ 组织病理上可分为杯状型、囊肿型及结节型
➤ 多见于中老年人
➤ 好发于日光暴露部位如头颈部
➤ 为孤立的褐红色或棕红色丘疹或结节
➤ 中央凹陷并有角栓，剥除角质后出现脐窝状凹陷
➤ 表面粗糙，有时可见出血

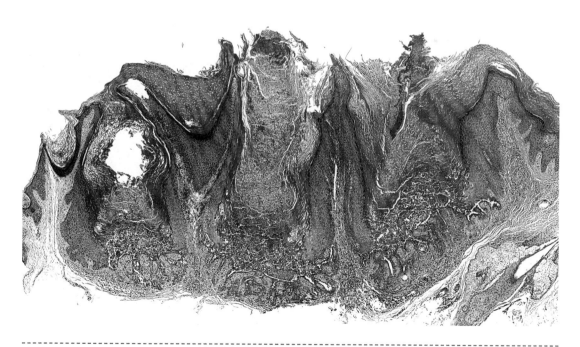

疣状角化不良瘤： 角化过度，棘层肥厚呈扩张的杯状外观，其内充满角质，下方表皮可见棘层松解

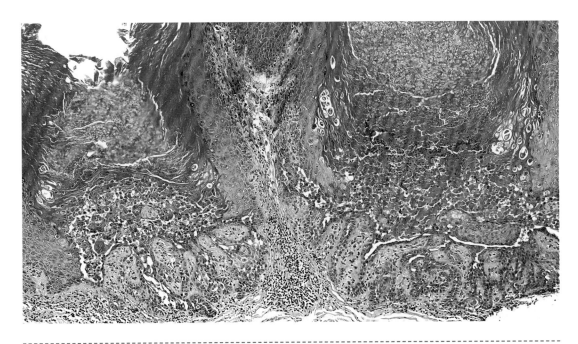

疣状角化不良瘤：角化过度，棘层肥厚呈扩张的杯状外观，其内充满角质，下方表皮可见棘层松解

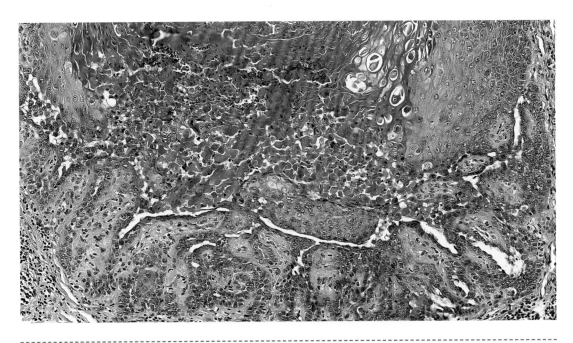

疣状角化不良瘤：角质内有角化不良细胞（圆体及谷粒），下方棘层松解

8. 透明细胞棘皮瘤
Clear cell acanthoma

➤ 病变位于表皮
➤ 表现为表皮棘层肥厚，多呈银屑病样增生
➤ 增生的表皮细胞胞质淡染透明，细胞体积大，常呈多角形
➤ 常伴有海绵水肿
➤ 胞质透明的肿瘤细胞与邻近正常表皮角质形成细胞分界清楚
➤ 基底层细胞多正常，表皮及基底层色素较少
➤ 表皮上部可见中性粒细胞浸润
➤ 角质层常有角化不全
➤ 角质层常有浆液渗出，并有炎症细胞
➤ 好发于下肢
➤ 为局限性湿润光滑的结节，多呈息肉样外观

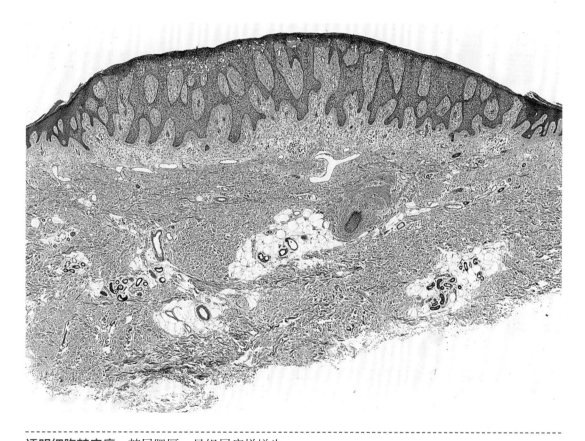

透明细胞棘皮瘤：棘层肥厚，呈银屑病样增生

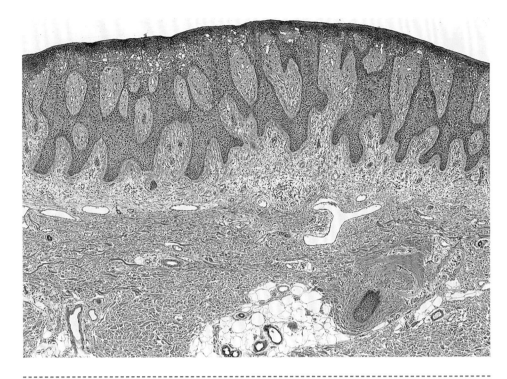

透明细胞棘皮瘤：增生的表皮细胞胞质淡染

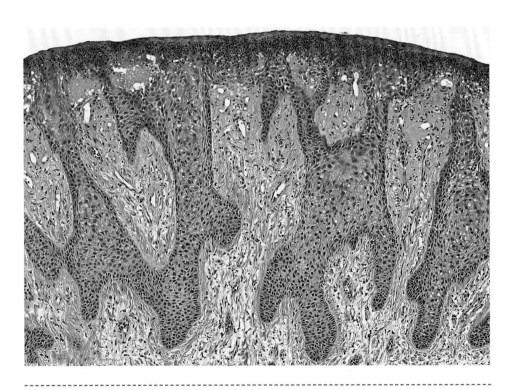

透明细胞棘皮瘤：增生的表皮细胞胞质淡染透明，细胞大，呈多角形，表皮海绵水肿，角质层有浆液渗出，有较多炎症细胞

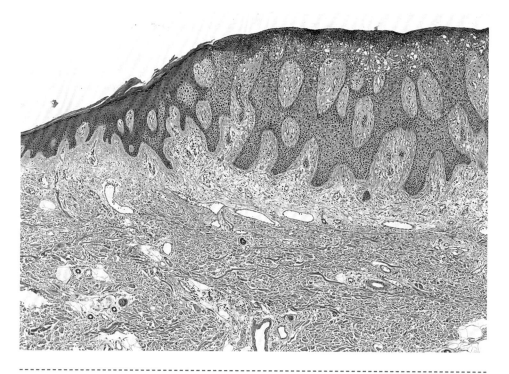

透明细胞棘皮瘤：胞质淡染透明的肿瘤细胞与邻近正常角质形成细胞分界清楚

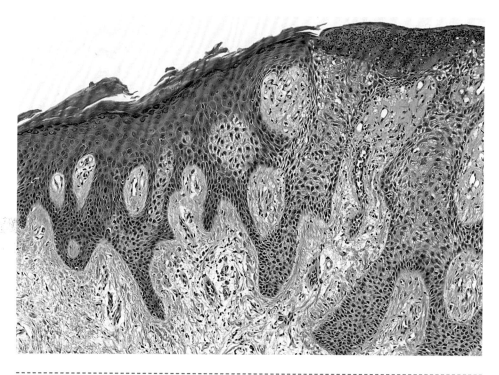

透明细胞棘皮瘤：胞质淡染透明的肿瘤细胞与邻近正常角质形成细胞分界清楚，
角质层可见浆痂及炎症细胞

9. 大细胞棘皮瘤
Large cell acanthoma

- 表皮肥厚，主要由角质形成细胞增大所致
- 可为正常角质形成细胞的2倍
- 与周围正常的角质形成细胞界限清楚
- 胞质丰富，呈嗜酸性
- 可有细胞异型性
- 临床表现为边界清楚的色素性斑片，3~10 mm大小
- 好发于中老年人日光暴露部位
- 临床容易误诊为脂溢性角化病或日光性角化病
- 有该病向鲍恩样病转变的病例报告

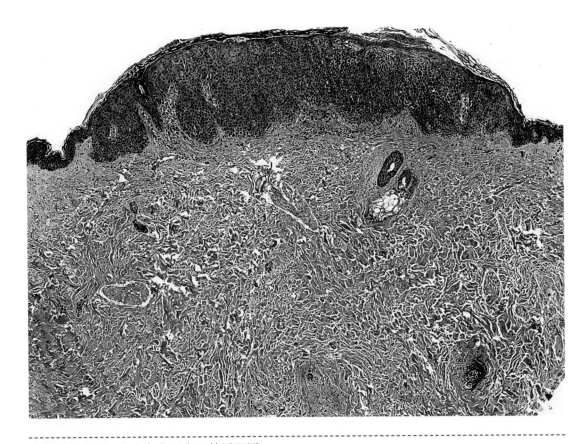

大细胞棘皮瘤： 表皮角化过度，棘层肥厚

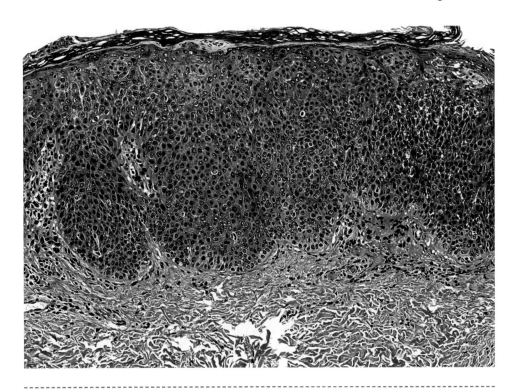

大细胞棘皮瘤：棘层肥厚，表皮内可见较多体积较大的角质形成细胞

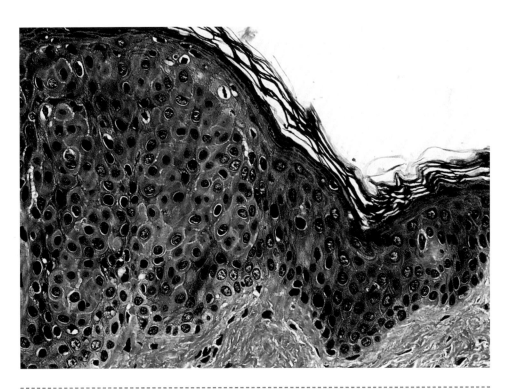

大细胞棘皮瘤：表皮内可见较多体积较大的角质形成细胞，胞质丰富，呈嗜酸性，
与周围正常角质形成细胞界限清楚，少许细胞有异型性

10. 表皮松解性棘皮瘤
Epidermolytic acanthoma

➢ 表皮角化过度及角化不全
➢ 棘层肥厚呈乳头瘤样增生
➢ 表皮上部棘细胞层及颗粒层松解，出现显著的空泡变性
➢ 总体病理特征为表皮松解性角化过度
➢ 临床上为疣状的丘疹或斑块
➢ 好发于阴囊、头颈部、下肢
➢ 多为单发皮损，也可多发

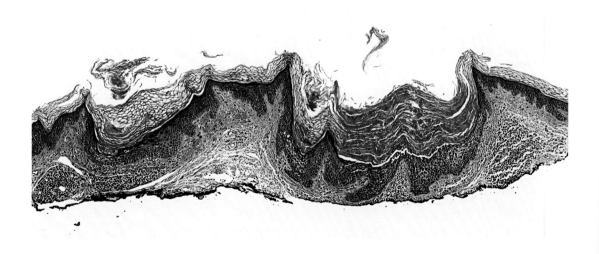

表皮松解性棘皮瘤：表皮角化过度，棘层肥厚，呈乳头瘤样增生

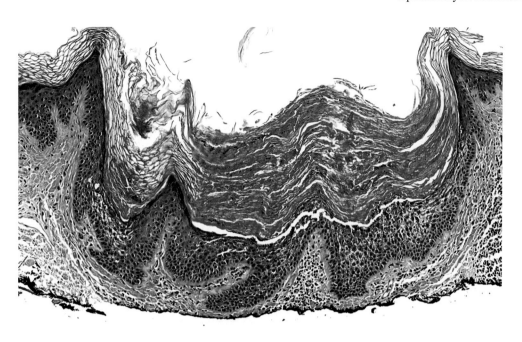

表皮松解性棘皮瘤：表皮角化过度及角化不全，表皮上部棘细胞层及颗粒层松解

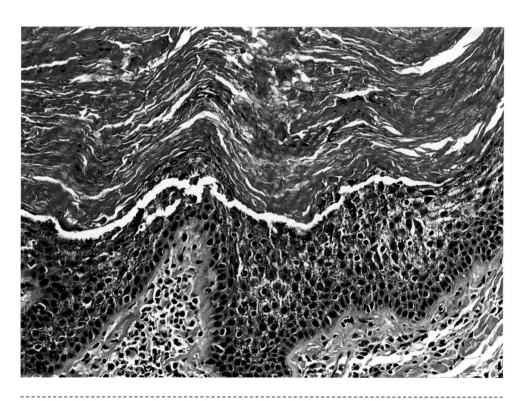

表皮松解性棘皮瘤：表皮上部棘细胞层及颗粒层松解，出现显著的空泡变性

11. 棘层松解性棘皮瘤
Acantholytic acanthoma

➢ 表皮可出现程度不等的角化过度
➢ 一般没有角化不全
➢ 棘层肥厚伴有棘层松解
➢ 棘层松解通常在表皮下部或基底层上
➢ 表皮内可出现角化不良细胞
➢ 在病理上应与表皮松解性棘皮瘤鉴别
➢ 本病多为单发角化性的丘疹
➢ 好发于老年人
➢ 多位于躯干

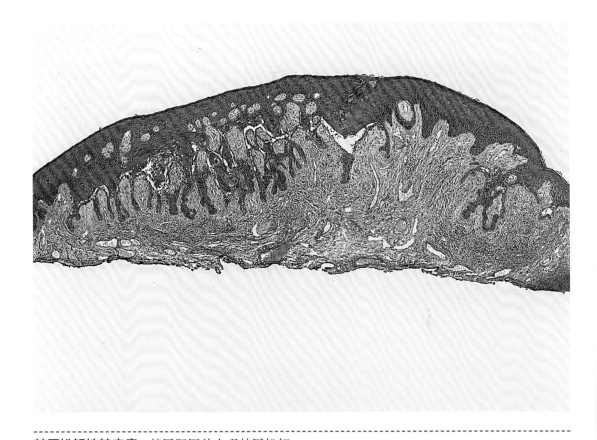

棘层松解性棘皮瘤： 棘层肥厚并出现棘层松解

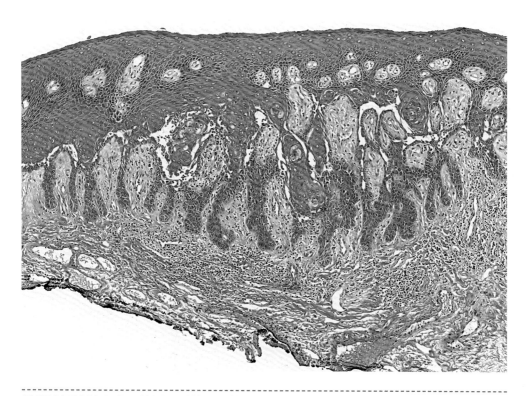

棘层松解性棘皮瘤： 棘层肥厚并出现棘层松解

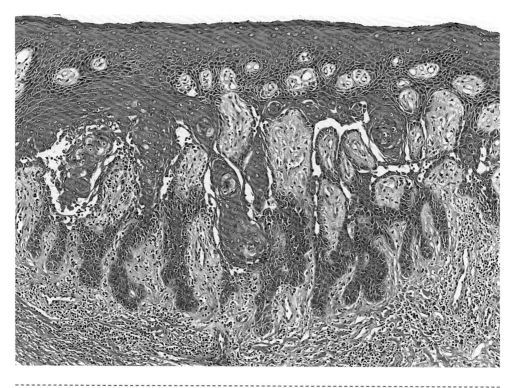

棘层松解性棘皮瘤： 棘层肥厚并出现棘层松解，棘层松解主要发生在表皮下部

12. 角化棘皮瘤
Keratoacanthoma

➢ 肿瘤呈半球状隆起皮肤表面
➢ 中心部分表皮向真皮内凹陷，内充角质，形成火山口外观
➢ 底部表皮向真皮内不规则增生
➢ 在真皮内可出现游离上皮细胞团块，部分细胞有异型性，类似鳞状细胞癌
➢ 瘤体周围有淋巴细胞为主的炎症细胞浸润
➢ 临床表现为半球形的丘疹或结节
➢ 中央凹陷，内充角质
➢ 多单发，也可多发
➢ 好发于暴露部位如面部、手背

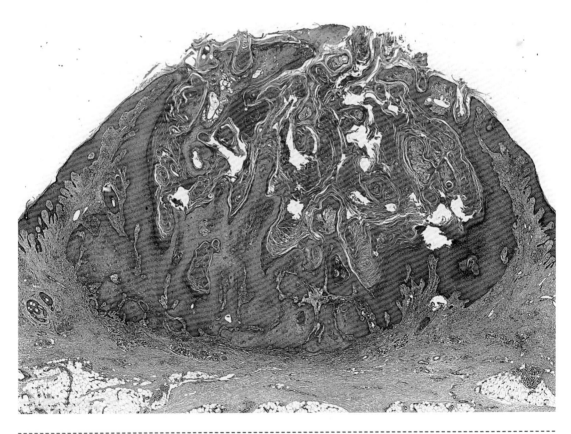

角化棘皮瘤： 肿瘤呈半球状，中心部分表皮向真皮内凹陷，内充角质，形成火山口外观

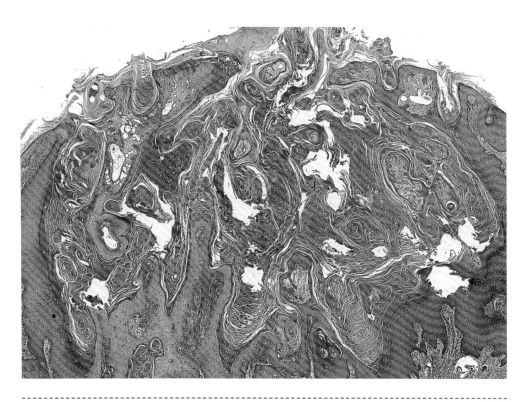

角化棘皮瘤：中心表皮向真皮内凹陷，内充角质

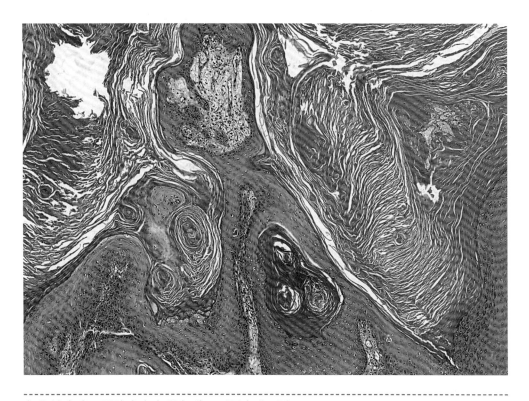

角化棘皮瘤：凹陷内有大量角质，可见角化不全

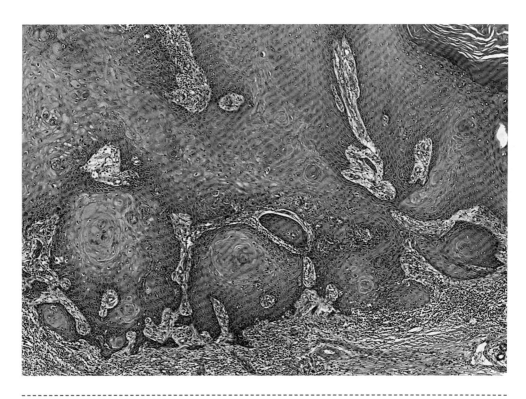

角化棘皮瘤：底部表皮向真皮内不规则增生，可见游离上皮团块

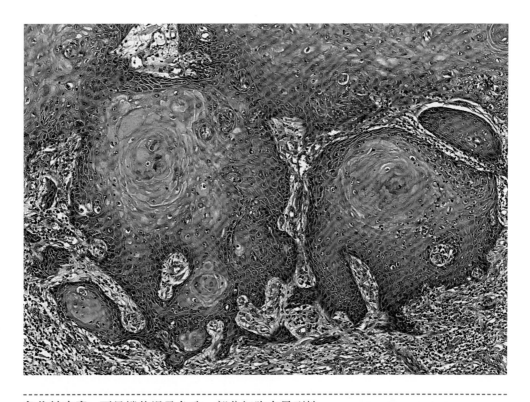

角化棘皮瘤：可见鳞状涡及角珠，部分细胞有异型性

13. 皮角
Cutaneous horn

➤ 角化过度，呈柱状
➤ 常伴有角化不全
➤ 柱状角化不全下方表皮不规则增生
➤ 部分表皮细胞排列紊乱，可见异型性
➤ 常见于头皮及面部
➤ 为突出皮肤表面的锥形角质性肿物
➤ 基底潮红
➤ 质地较硬

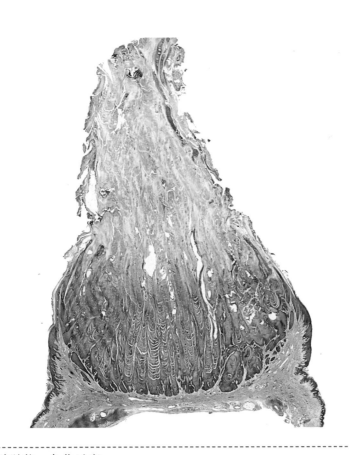

皮角：锥形皮肤肿物，角化过度

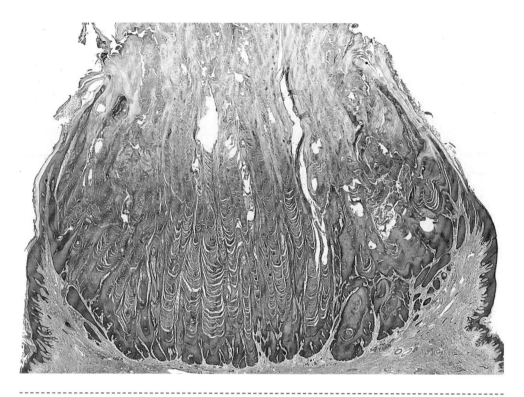

皮角： 锥形皮肤肿物，角化过度，下方表皮不规则增生

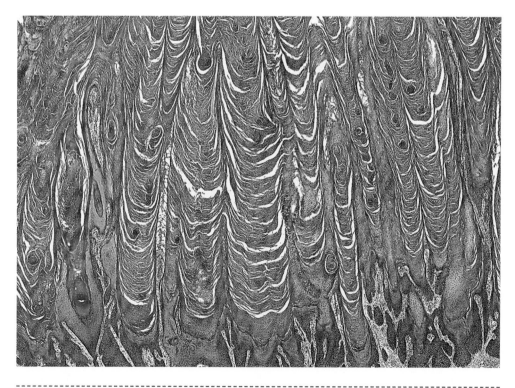

皮角： 角化过度，伴柱状角化不全，下方表皮不规则增生

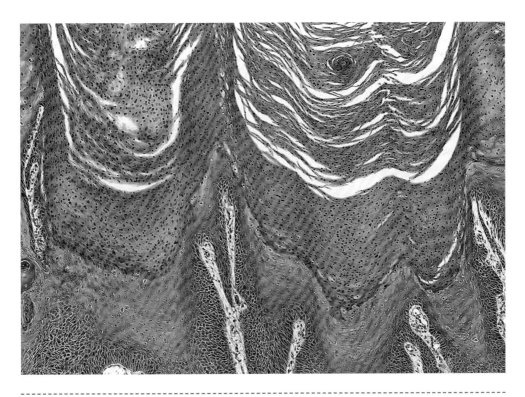

皮角：角化过度，伴柱状角化不全

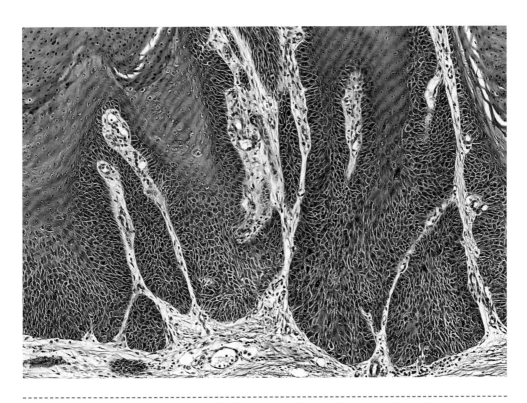

皮角：柱状角化不全下方表皮不规则增生，细胞排列紊乱，可见异型细胞

14. 佩吉特样鲍恩病
Pagetoid Bowen's disease

➤ 是鲍恩病的一种特殊病理类型
➤ 在表皮内出现透明或苍白的非典型增生的肿瘤细胞
➤ 胞质透明或呈空泡状，似佩吉特样细胞
➤ 细胞形态各异，可出现多核细胞
➤ 病理上应与佩吉特病及原位透明细胞恶性黑素瘤鉴别
➤ 临床上与一般的鲍恩病无明显区别

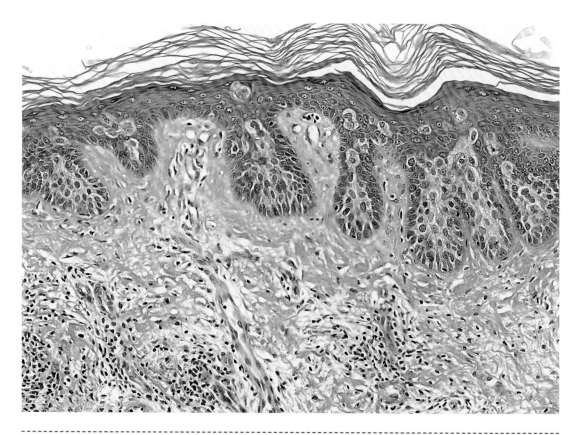

佩吉特样鲍恩病： 表皮内可见胞质透明的肿瘤细胞，似佩吉特样细胞

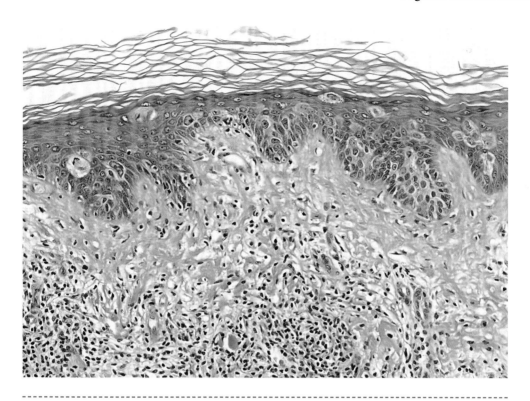

佩吉特样鲍恩病：表皮全层散在胞质透明的肿瘤细胞，异型性明显

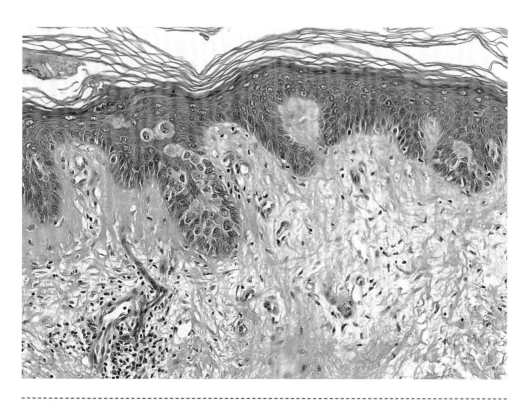

佩吉特样鲍恩病：表皮下部散在胞质透明的肿瘤细胞

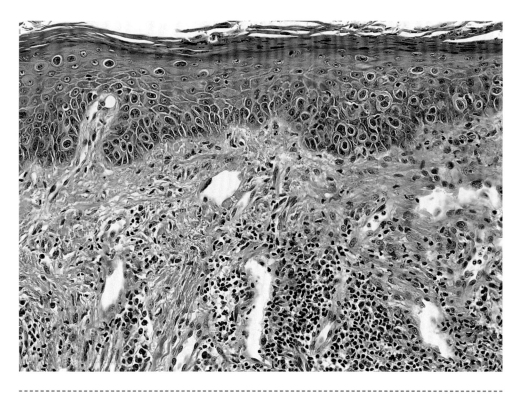

佩吉特样鲍恩病：表皮内散在胞质透明的肿瘤细胞，似佩吉特样细胞

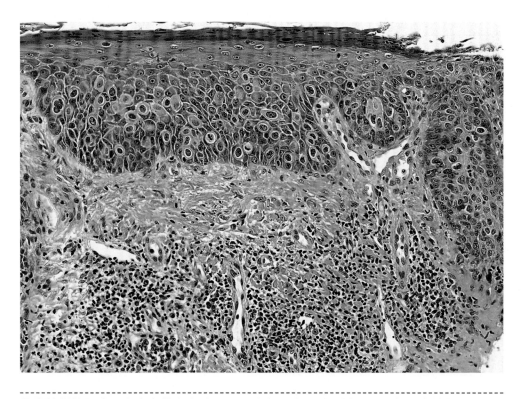

佩吉特样鲍恩病：表皮内散在胞质透明的肿瘤细胞，异型性明显，似佩吉特样细胞

15. 棘层松解性鳞状细胞癌
Acantholytic squamous cell carcinoma

➢ 临床少见
➢ 是鳞状细胞癌的一个特殊病理类型
➢ 病理学上具有鳞状细胞癌的特征
➢ 肿瘤团块中有假腺腔结构
➢ 可见肿瘤细胞间松解现象
➢ 临床上多为红色结节
➢ 容易发生溃疡
➢ 好发于头颈部

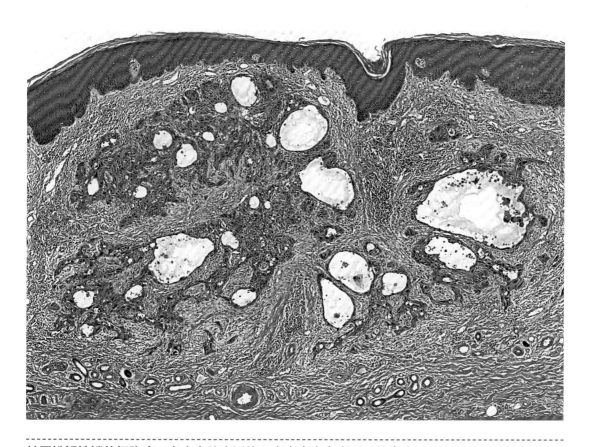

棘层松解性鳞状细胞癌: 真皮内肿瘤团块, 内有多个大小不一的囊腔

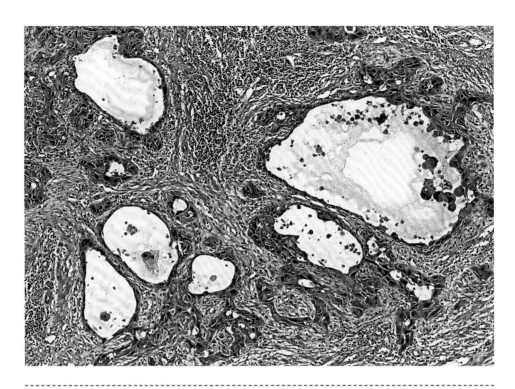

棘层松解性鳞状细胞癌：鳞状细胞癌团块内多个大小不一的囊腔，囊腔内可见松解肿瘤细胞

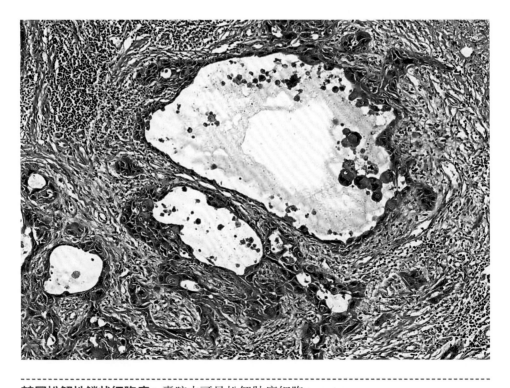

棘层松解性鳞状细胞癌：囊腔内可见松解肿瘤细胞

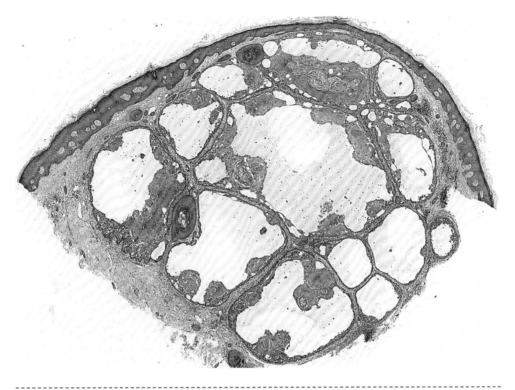

棘层松解性鳞状细胞癌：真皮内肿瘤团块，内有多个大小不一的囊腔，形成网状外观

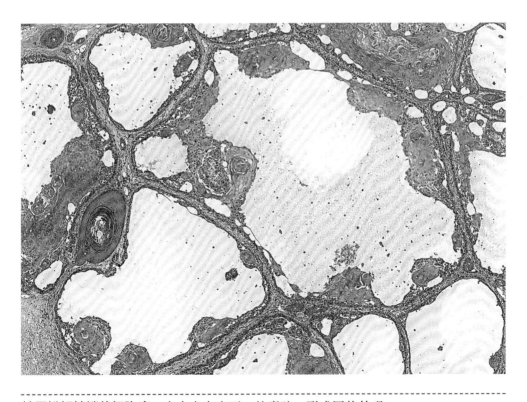

棘层松解性鳞状细胞癌：有多个大小不一的囊腔，形成网状外观

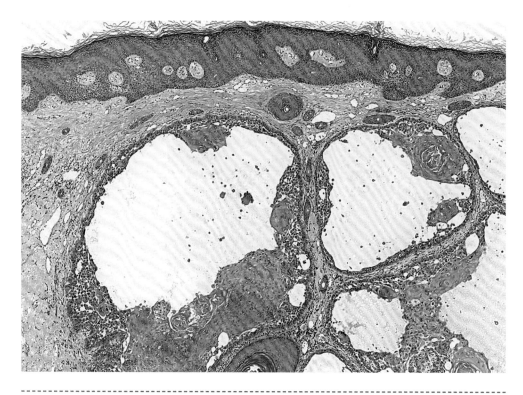

棘层松解性鳞状细胞癌：可见囊腔及松解的肿瘤细胞

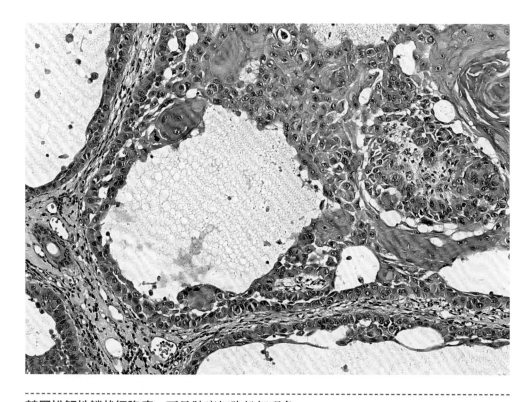

棘层松解性鳞状细胞癌：可见肿瘤细胞松解现象

16. 肉瘤样鳞状细胞癌
Sarcoid squamous cell carcinoma

➤ 又称为肉瘤样癌（sarcoid carcinoma）
➤ 肿瘤主要由梭形细胞组成
➤ 异型性明显
➤ 有明显的黏液基质
➤ 梭形细胞可呈束状或席纹状
➤ 梭形细胞表达低分子量角蛋白AE1/AE3及CAM2.5，可同时表达Vimentin
➤ 好发于下唇
➤ 表现为息肉状外生肿物

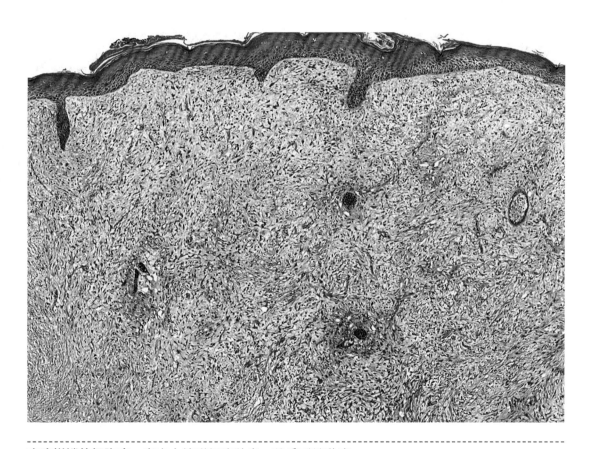

肉瘤样鳞状细胞癌：真皮内梭形细胞肿瘤，基质可见黏液

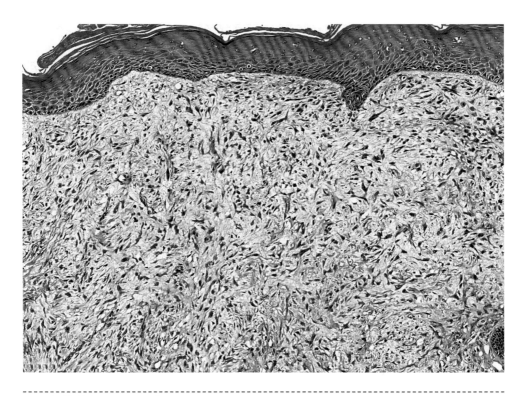

肉瘤样鳞状细胞癌：肿瘤细胞呈梭形，异型性明显，基质可见黏液

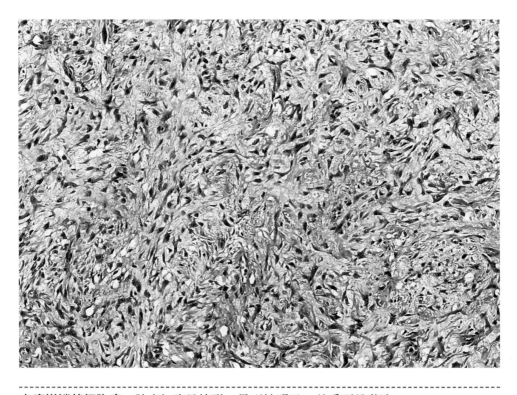

肉瘤样鳞状细胞癌：肿瘤细胞呈梭形，异型性明显，基质可见黏液

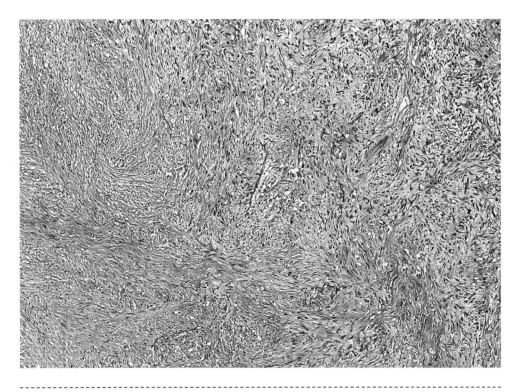

肉瘤样鳞状细胞癌： 肿瘤细胞呈束状排列，基质可见黏液

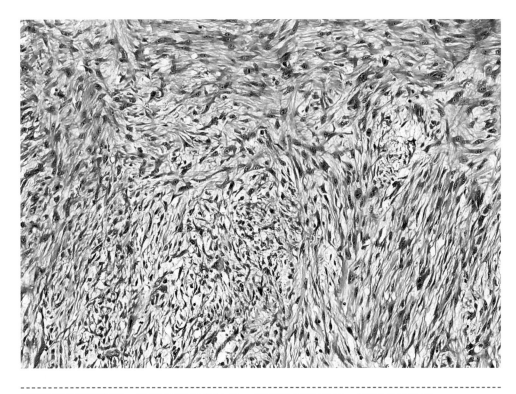

肉瘤样鳞状细胞癌： 肿瘤细胞呈席纹状，细胞异型性明显，基质可见黏液

17. 早期浅表性基底细胞癌
Superficial basal cell carcinoma in early stage

➢ 早期浅表性基底细胞癌瘤体较小
➢ 瘤体位于表皮下部
➢ 呈芽蕾状向真皮内生长
➢ 瘤体下部与真皮乳头间可有裂隙，下方可见纤维间质
➢ 有时瘤体仅在表皮内，由数个基底样细胞组成，呈明显嗜碱性，与周围的角质形成细胞界限清楚
➢ 临床表现多为环状斑片，边缘常有珍珠样的小丘疹
➢ 斑片表面可出现糜烂及结痂

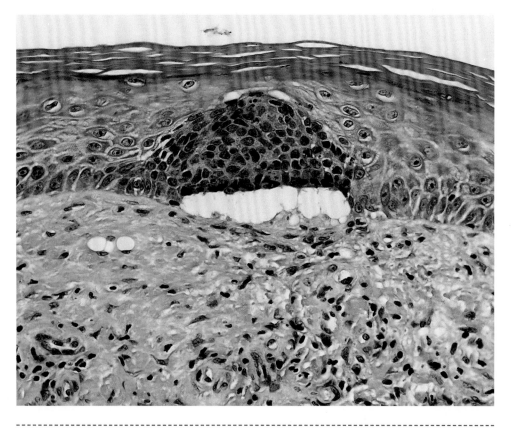

早期浅表性基底细胞癌：基底样细胞团块位于表皮内下方，与周围角质形成细胞界限清楚，团块下方可见收缩间隙

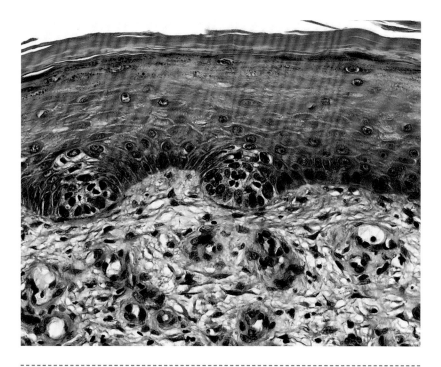

早期浅表性基底细胞癌：基底样细胞团块位于表皮下部，呈芽蕾样向下生长，细胞呈明显嗜碱性

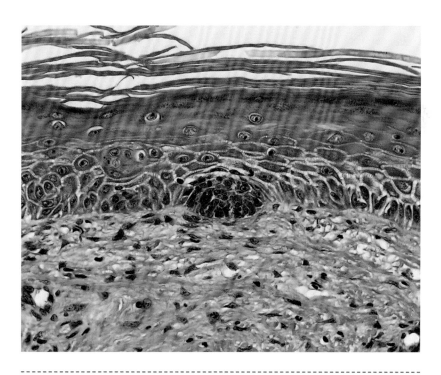

早期浅表性基底细胞癌：基底样细胞团块位于表皮下部，呈芽蕾样向下生长，细胞呈明显嗜碱性，与周围角质形成细胞界限清楚

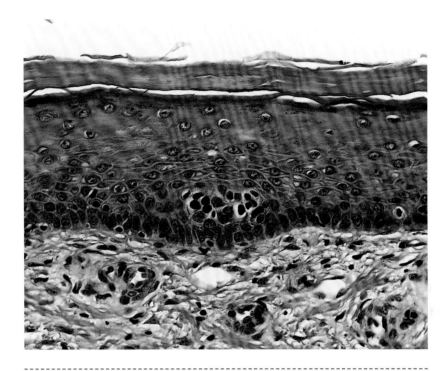

早期浅表性基底细胞癌：基底样细胞团块位于表皮内，细胞核深染，嗜碱性明显，与周围角质形成细胞界限清楚

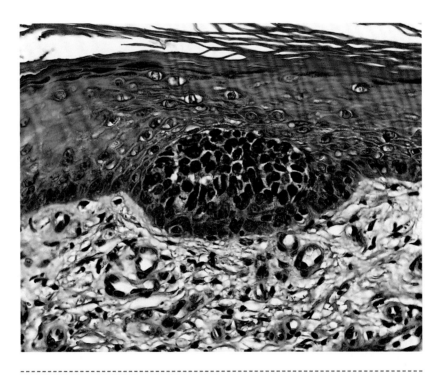

早期浅表性基底细胞癌：基底样细胞团块位于表皮内，细胞核深染，嗜碱性明显，与周围角质形成细胞界限清楚

18. Pinkus纤维上皮瘤
Fibroepithelioma of Pinkus

➤ 是基底细胞癌的一个病理类型，也有人认为是毛母细胞瘤的一个类型
➤ 肿瘤与表皮相连
➤ 基底样细胞呈条索状，自表皮向真皮内生长
➤ 瘤细胞条索可相互吻合，可呈网状，嵌于真皮纤维间质中
➤ 肿瘤周边细胞呈栅栏状排列，周围可出现收缩间隙
➤ 肿瘤周围间质丰富、疏松
➤ 可见成熟毛胚芽
➤ 好发于躯干
➤ 表现为结节或息肉样皮损

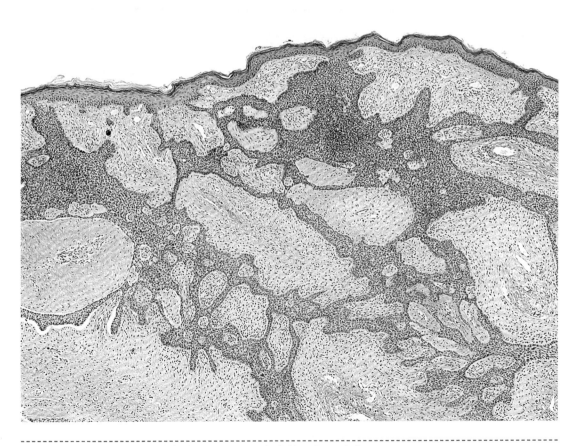

Pinkus纤维上皮瘤： 肿瘤与表皮相连，呈条索状，相互吻合

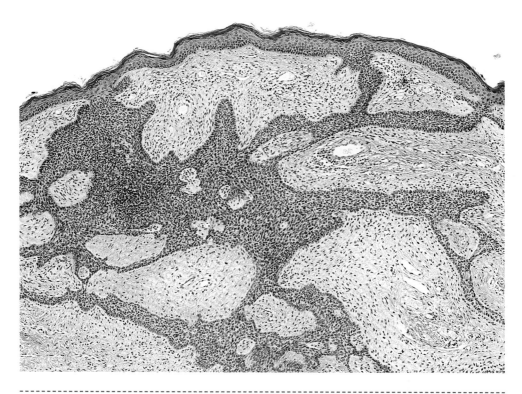

Pinkus纤维上皮瘤: 肿瘤与表皮相连,由基底样细胞组成,周边细胞呈栅栏状排列

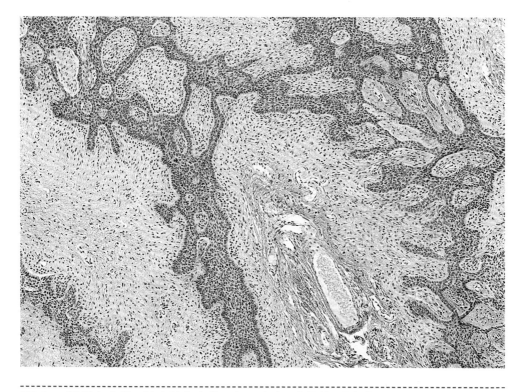

Pinkus纤维上皮瘤: 肿瘤呈条索状,相互吻合,周围间质丰富

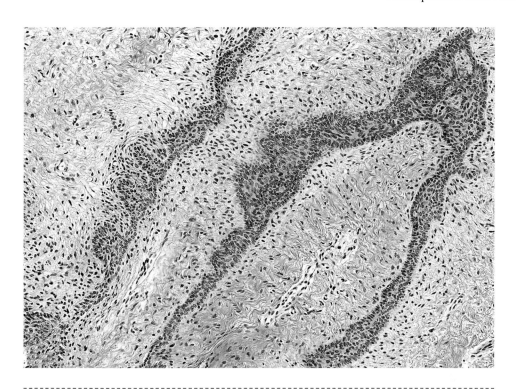

Pinkus纤维上皮瘤：肿瘤由基底样细胞组成，呈条索状，周边细胞呈栅栏状排列，周围间质丰富

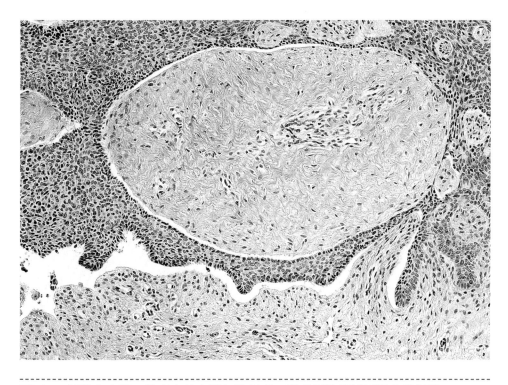

Pinkus纤维上皮瘤：肿瘤由基底样细胞组成，肿瘤团块周围可见收缩间隙

19. 结节囊肿性基底细胞癌
Nodulocystic basal cell carcinoma

➢ 是基底细胞癌常见的病理类型
➢ 肿瘤由实性团块及囊腔组成
➢ 实性团块由基底样细胞组成
➢ 周边细胞呈栅栏状排列
➢ 周围可见收缩间隙
➢ 囊腔内常有黏液
➢ 临床上表现为丘疹或结节，常有光泽
➢ 表面可有色素
➢ 好发于面部

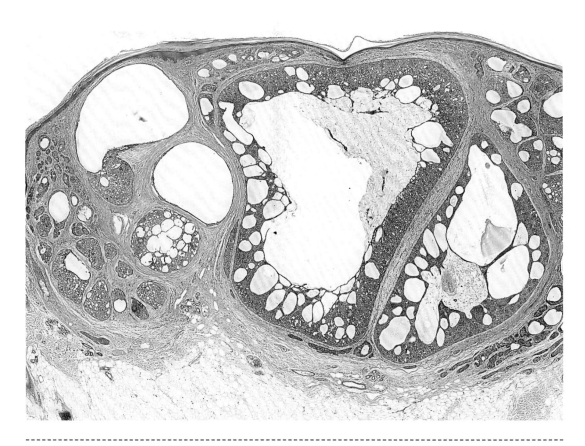

结节囊肿性基底细胞癌：肿瘤由实性团块及囊腔组成

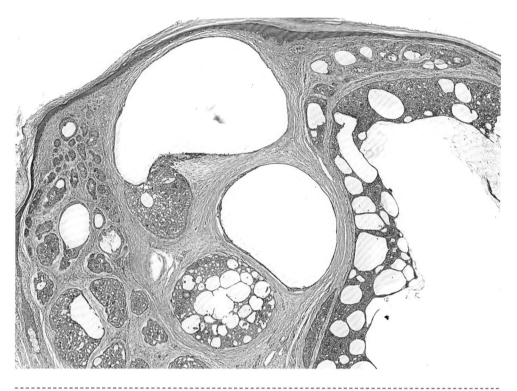

结节囊肿性基底细胞癌：肿瘤由大小不一的实性团块及囊腔组成

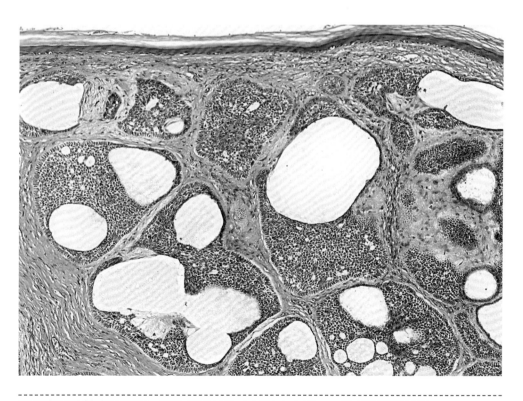

结节囊肿性基底细胞癌：部分实性团块内可见大小不一、数量不等的囊腔

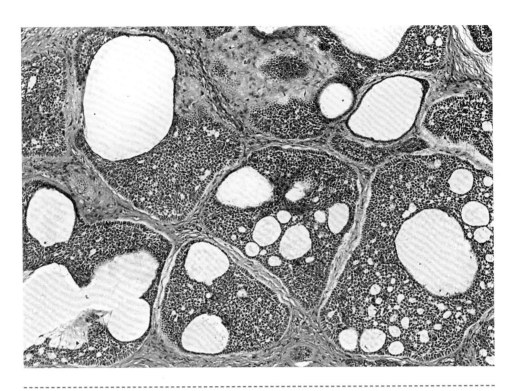

结节囊肿性基底细胞癌：大小不一的囊腔形成筛孔样外观

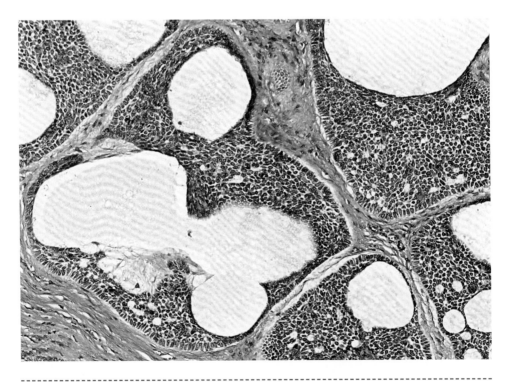

结节囊肿性基底细胞癌：实性团块由基底样细胞组成，周边细胞呈栅栏状排列，周围可见收缩间隙

20. 微小结节性基底细胞癌
Micronodular basal cell carcinoma

➤ 肿瘤为多发的小的结节
➤ 结节较小，约与毛球大小类似
➤ 结节数量较多，有时可多达上百个
➤ 结节周边细胞栅栏状排列不明显
➤ 与周围基质的裂隙不明显
➤ 肿瘤可广泛侵犯，可深达皮下组织
➤ 肿瘤上部可见典型结节性基底细胞癌的特征
➤ 临床上多为肤色的结节
➤ 局部切除后有较高的复发率

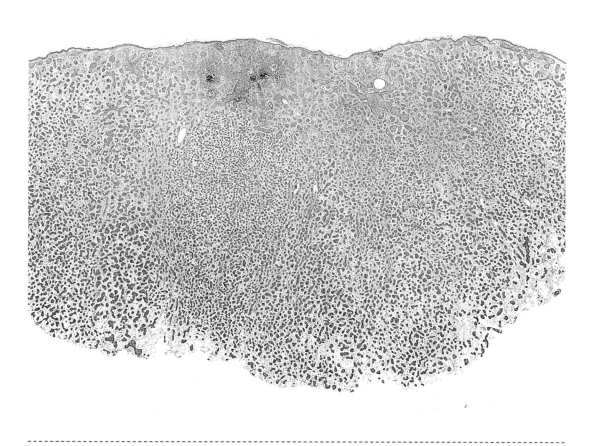

微小结节性基底细胞癌：真皮内肿瘤，与表皮相连，侵犯较深，由大量的小结节组成

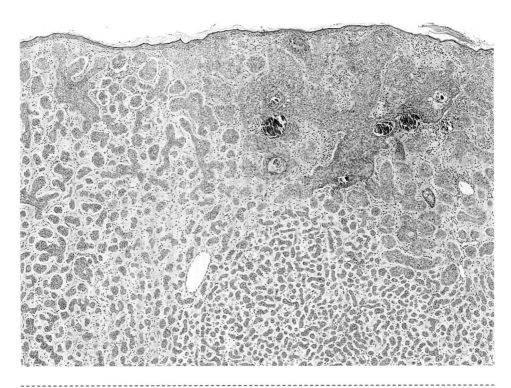

微小结节性基底细胞癌：部分真皮上部肿瘤团块与表皮相连，具有结节性基底细胞癌的病理特征

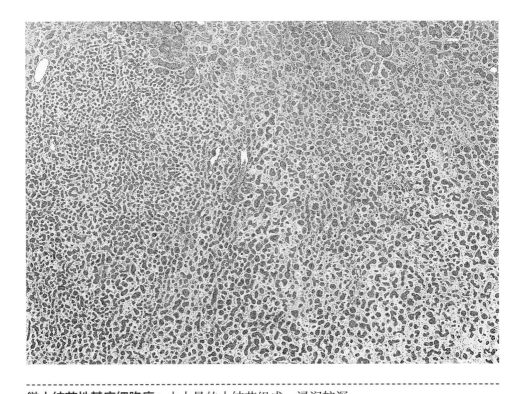

微小结节性基底细胞癌：由大量的小结节组成，浸润较深

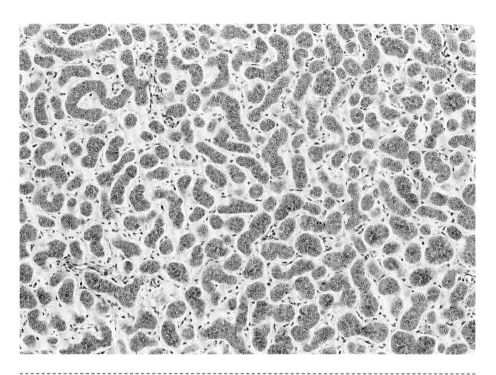

微小结节性基底细胞癌：由基底样细胞组成，周边细胞栅栏状排列不明显，结节周围没有收缩间隙

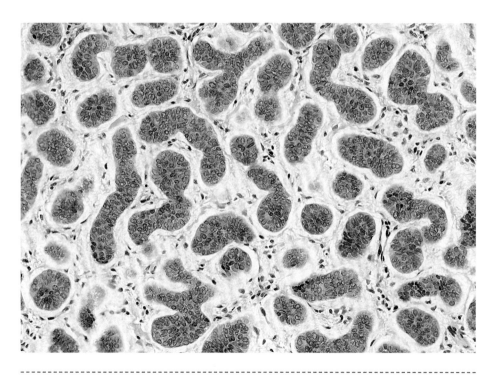

微小结节性基底细胞癌：由基底样细胞组成，周边细胞栅栏状排列不明显，结节周围没有收缩间隙

21. 腺样基底细胞癌
Adenoid basal cell carcinoma

➤ 瘤细胞在真皮内呈网状或条索状
➤ 条索宽度为1~3个细胞
➤ 可形成腺腔样结构
➤ 由基底样细胞组成
➤ 间质中通常有黏液
➤ 通常与结节性基底细胞癌合并发生
➤ 常具有结节性基底细胞癌的一些病理学特征
➤ 临床上表现为丘疹或结节
➤ 好发于面部

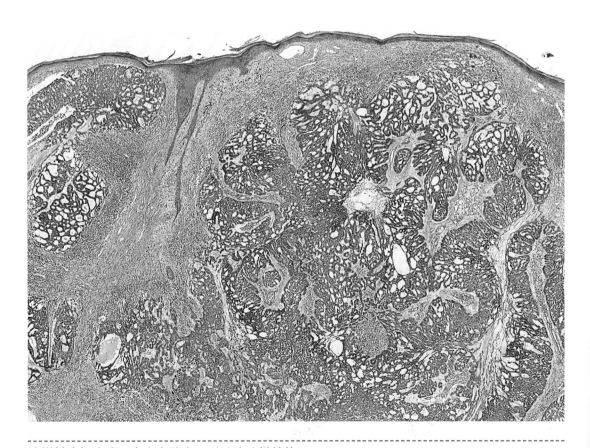

腺样基底细胞癌：真皮内肿瘤，可见腺腔样结构

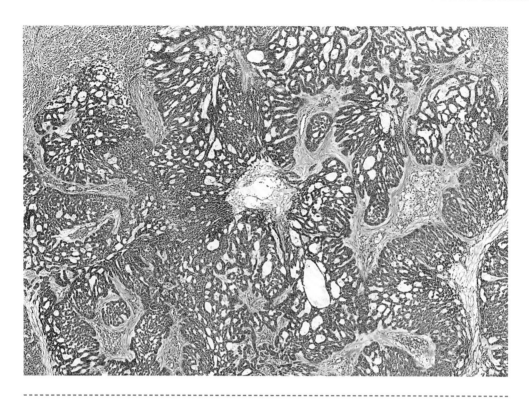

腺样基底细胞癌：肿瘤细胞形成腺腔样结构

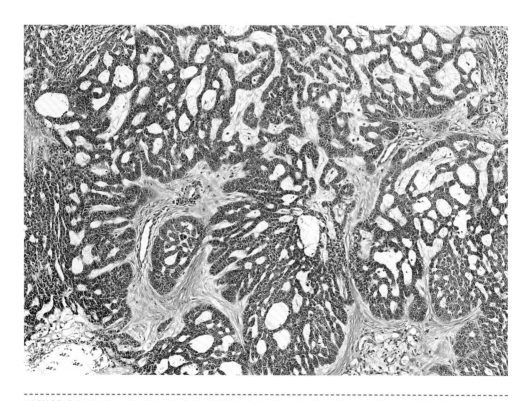

腺样基底细胞癌：肿瘤细胞由基底样细胞组成，呈条索样，形成腺腔样结构

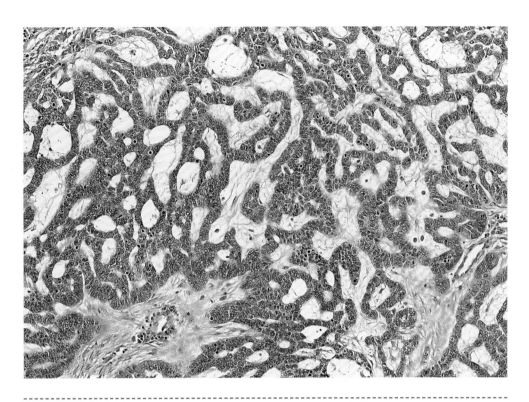

腺样基底细胞癌： 肿瘤由嗜碱性基底样细胞组成，排列呈条索状

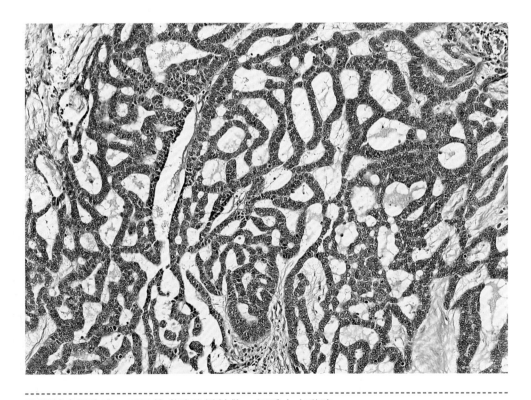

腺样基底细胞癌： 可见较多腺腔样结构，间质中有黏液

22. 硬化性基底细胞癌
Sclerosing basal cell carcinoma

➢ 又称为硬斑病样基底细胞癌（morphei-like basal cell carcinoma）
➢ 瘤细胞团块呈条索状，宽度一般不超过5个细胞
➢ 包埋于致密增生的纤维间质中
➢ 瘤体周边细胞栅栏状排列不明显
➢ 可与周围间质间出现裂隙
➢ 皮损多为淡白的斑块，表面有少许光泽
➢ 边界不清楚
➢ 质地较硬

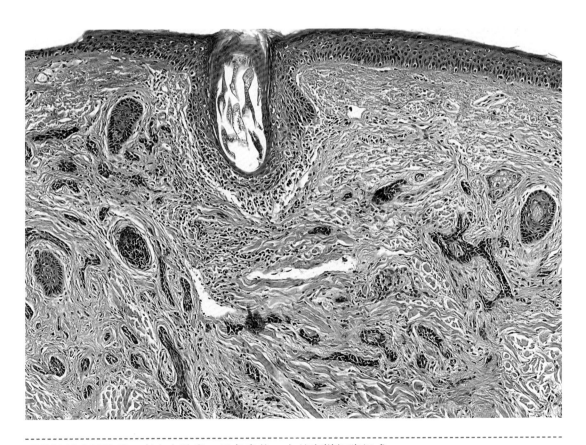

硬化性基底细胞癌： 真皮内肿瘤，呈条索状，由基底样细胞组成

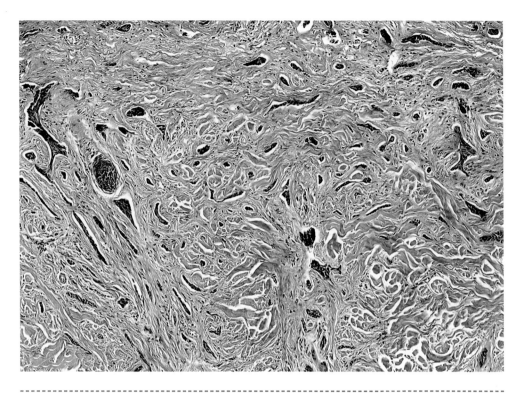

硬化性基底细胞癌：真皮内肿瘤，呈条索状，形状各异，周围纤维组织增生

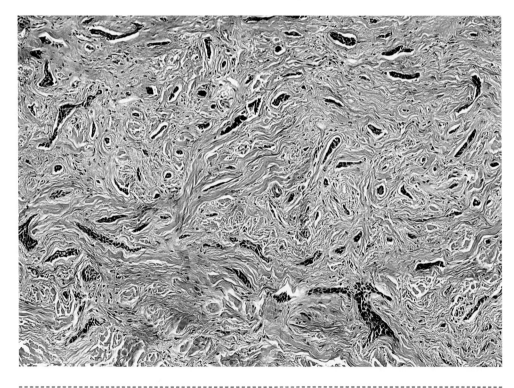

硬化性基底细胞癌：真皮内肿瘤，肿瘤呈条索状，由基底样细胞组成，周围纤维组织增生

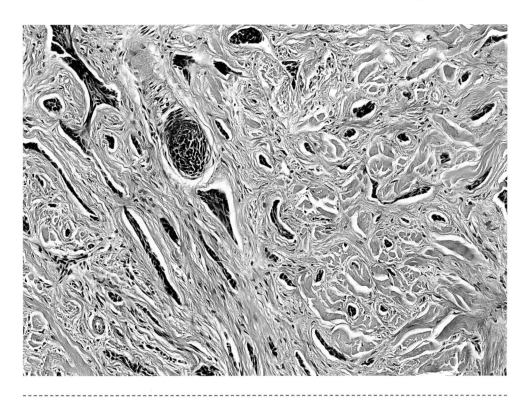

硬化性基底细胞癌： 部分肿瘤团块与周围间质有裂隙

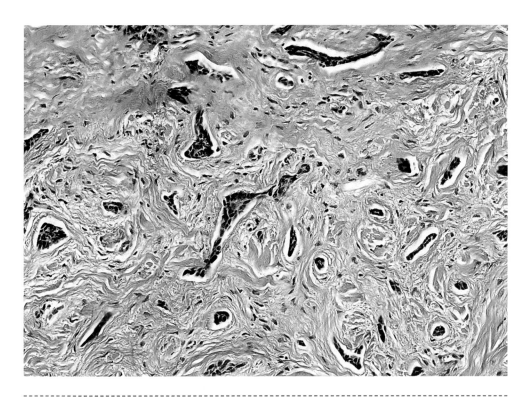

硬化性基底细胞癌： 肿瘤团块与周围间质有裂隙

23. 毛囊漏斗部肿瘤
Tumor of the follicular infundibulum

> 虽然名为毛囊漏斗部肿瘤，实际上来源于毛囊峡部
> 有人认为毛囊漏斗部肿瘤是向毛囊分化的基底细胞癌
> 为表皮下方肿瘤
> 与表皮相连，也可与毛囊相连
> 肿瘤由细胞条索组成，细胞条索相互交织
> 周边主要为基底样细胞，可呈栅栏状排列
> 肿瘤细胞胞质淡染
> 在病理上应与基底细胞癌鉴别
> 临床表现为单发轻度角化的丘疹
> 无自觉症状
> 好发于头颈部和上胸部

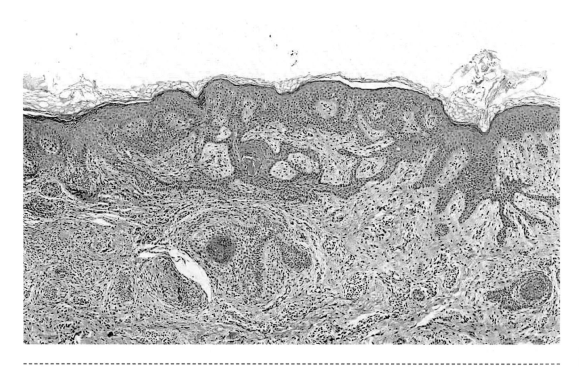

毛囊漏斗部肿瘤： 表皮下方肿瘤，与表皮相连，由细胞条索组成，细胞条索相互交织

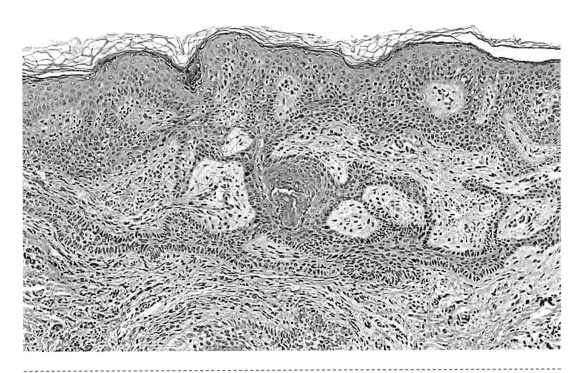

毛囊漏斗部肿瘤：肿瘤与表皮相连，由细胞条索组成，细胞条索相互交织

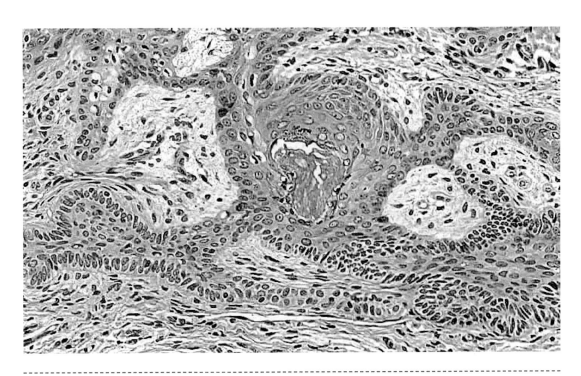

毛囊漏斗部肿瘤：周边主要为基底样细胞，呈栅栏状排列，细胞胞质淡染

24. 结缔组织增生性毛发上皮瘤
Desmoplastic trichoepithelioma

➢ 是毛发上皮瘤的一个特殊病理类型
➢ 真皮内较多基底样细胞组成的条索或团块，大小、形态不一
➢ 基底样细胞条索周围可见纤维组织增生
➢ 细胞条索由一至数层细胞组成，条索可逐渐变细，可呈蝌蚪状或逗号状
➢ 可见毛囊漏斗部角化囊肿
➢ 角化囊肿内可出现钙化
➢ 囊肿破裂时可引起周围组织异物肉芽肿反应
➢ 好发于面部
➢ 为单发环状皮损
➢ 质地较硬，边缘隆起，中心凹陷

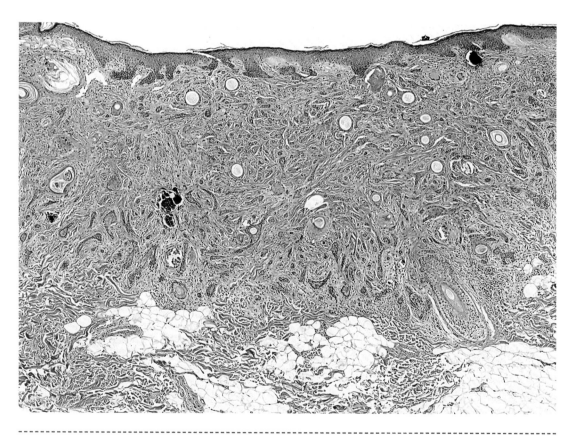

结缔组织增生性毛发上皮瘤： 真皮内肿瘤，主要由条索及角化囊肿构成

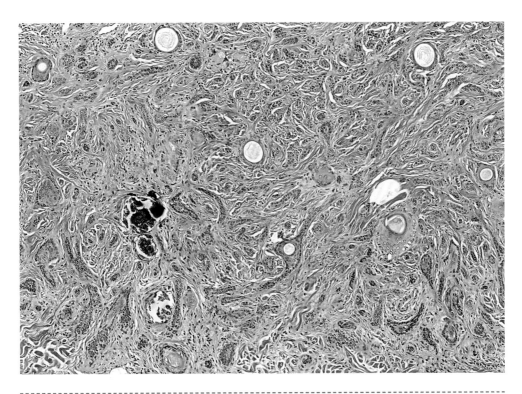

结缔组织增生性毛发上皮瘤： 真皮内肿瘤条索，可见角化囊肿及钙化

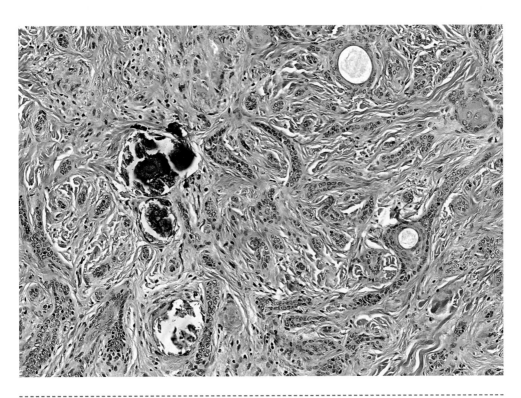

结缔组织增生性毛发上皮瘤： 基底样细胞条索及钙化，间质纤维组织增生

25. 皮肤淋巴腺瘤
Cutaneous lymphadenoma

➤ 目前认为本病来源于毛囊，是毛母细胞瘤的一个类型
➤ 皮肤淋巴腺瘤主要位于真皮内，皮下组织也可受累
➤ 表现为真皮内多发结节，边界清楚
➤ 肿瘤有时可与表皮或毛囊相连
➤ 结节的边缘为一层或多层基底样细胞，可呈栅栏状排列
➤ 结节中心为胞质透明或呈空泡状的细胞
➤ 在透明细胞周围可见散在淋巴细胞
➤ 肿瘤内的透明细胞角蛋白表达阳性，有时表达EMA
➤ 其周围的淋巴细胞主要为T淋巴细胞，也可有B淋巴细胞
➤ 临床上表现为生长缓慢的坚硬的皮色丘疹或结节
➤ 好发于头面部

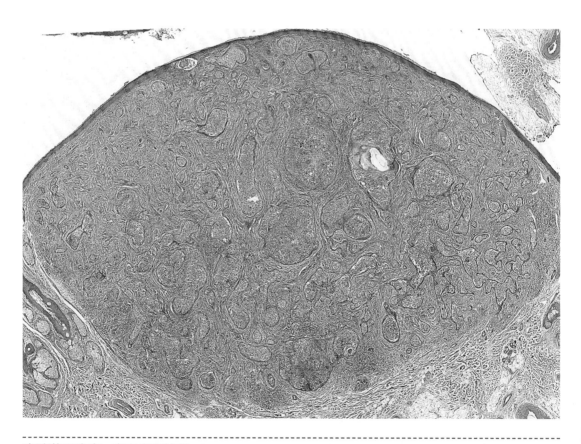

皮肤淋巴腺瘤： 真皮多发结节

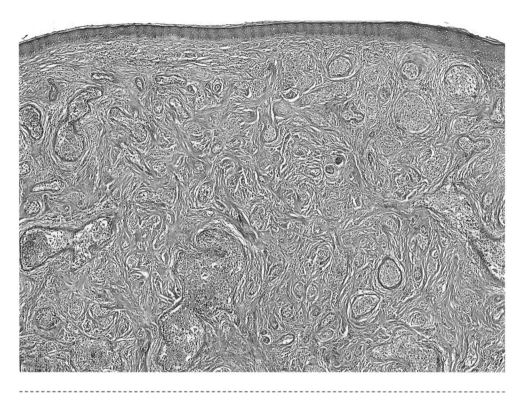

皮肤淋巴腺瘤：真皮多发结节，边界清楚

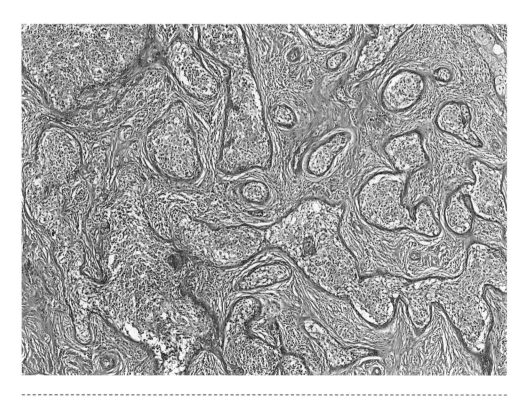

皮肤淋巴腺瘤：结节的边缘多为一层基底样细胞，中心为胞质呈空泡状的细胞

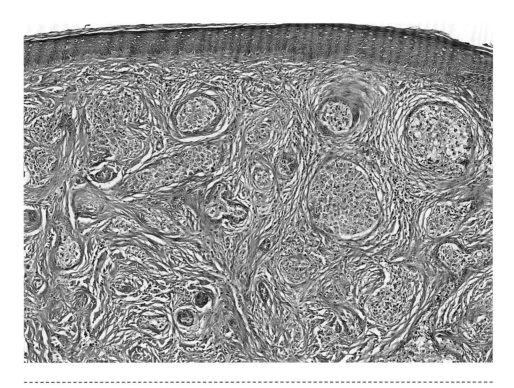

皮肤淋巴腺瘤：真皮多发结节，边界清楚

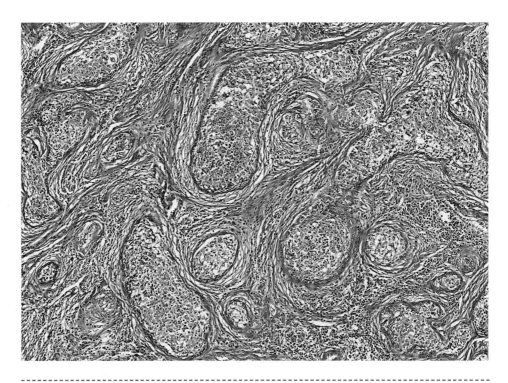

皮肤淋巴腺瘤：结节的边缘多为一层基底样细胞，中心为胞质呈空泡状的细胞，在空泡状细胞周围可见散在淋巴细胞

26. 色素性毛母细胞瘤
Pigmented trichoblastoma

➢ 主要病理特征与毛母细胞瘤基本相同
➢ 肿瘤由基底样细胞组成
➢ 肿瘤团块周边细胞呈栅栏状排列
➢ 肿瘤团块内有大量树枝状黑素细胞及色素颗粒
➢ 肿瘤周围间质内可见色素及噬色素细胞
➢ 肿瘤团块内可有毛胚瘤结构
➢ 临床上表现为黑褐色的丘疹或结节
➢ 好发于四肢

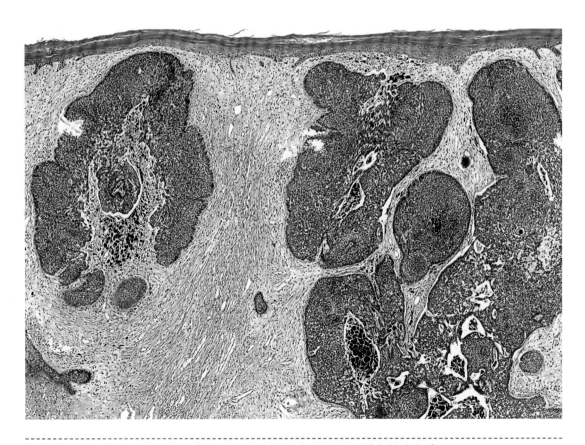

色素性毛母细胞瘤： 肿瘤位于真皮内，肿瘤团块内及周围间质有较多色素

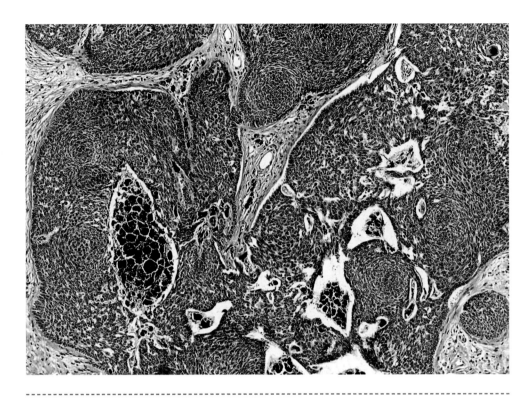

色素性毛母细胞瘤： 肿瘤团块内及周围间质有较多色素，内有毛胚瘤结构

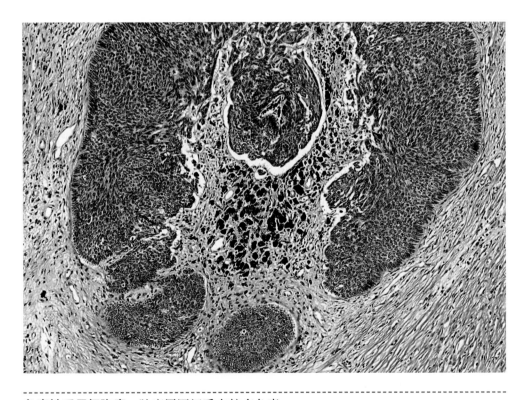

色素性毛母细胞瘤： 肿瘤周围间质有较多色素

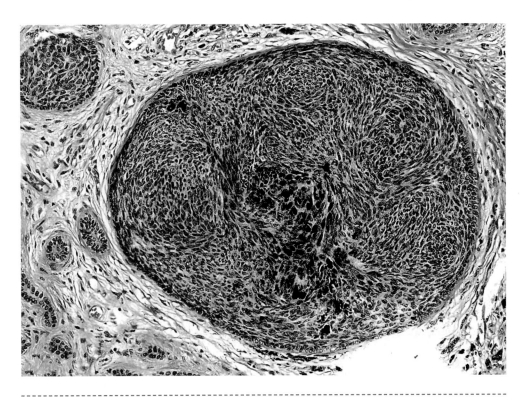

色素性毛母细胞瘤：肿瘤团块内有较多色素，内有毛胚瘤结构

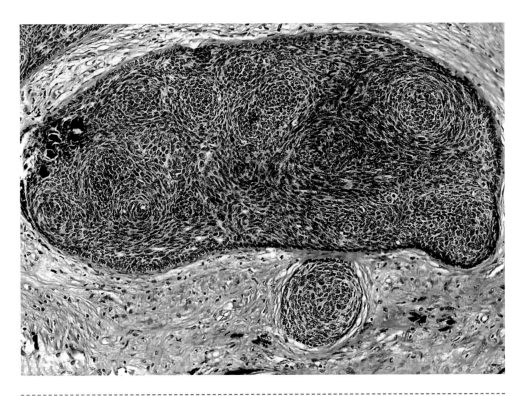

色素性毛母细胞瘤：肿瘤团块内有较多色素，内有毛胚瘤结构

27. 毛囊周围纤维瘤
Perifollicular fibroma

➢ 是一种少见的毛囊周围的痣样损害
➢ 真皮内毛囊数目增加，多为毛胚和退化的毛乳头
➢ 毛囊周围出现同心圆排列的纤维组织，形成洋葱皮样外观
➢ 纤维组织与周围基质之间有裂隙
➢ 多发于成年人
➢ 好发部位为面部和颈部
➢ 多为单发皮色的丘疹或结节
➢ 质地较硬

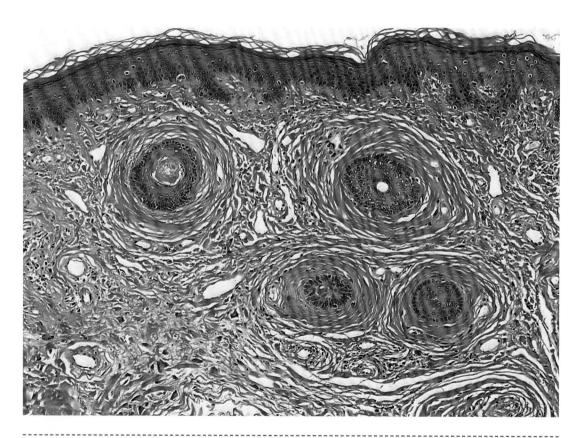

毛囊周围纤维瘤：毛囊周围出现同心圆排列的纤维组织，形成洋葱皮样外观，纤维组织与周围基质之间有裂隙

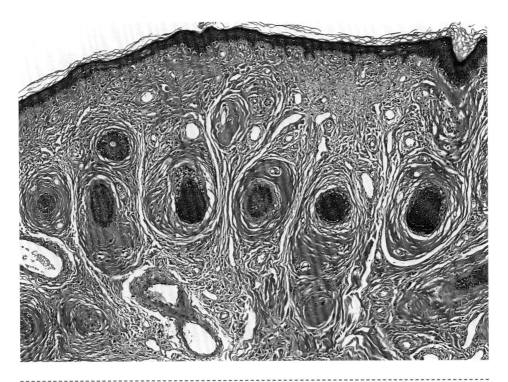

毛囊周围纤维瘤：真皮内毛囊数目增加，毛囊周围出现同心圆排列的纤维组织

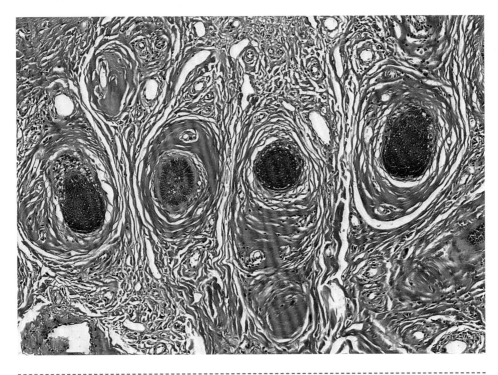

毛囊周围纤维瘤：毛囊周围出现同心圆排列的纤维组织，形成洋葱皮样外观，纤维组织与周围基质之间有裂隙

28. 毛囊皮脂腺囊性错构瘤
Folliculosebaceous cystic hamartoma

➤肿瘤位于真皮内
➤一般不与表皮相连
➤真皮内可见扩张的毛囊漏斗部囊腔，内有角质
➤扩张的囊腔周围有显著增多的皮脂腺
➤肿瘤周围可见裂隙
➤好发于面中部尤其是鼻部
➤为单发的丘疹或结节

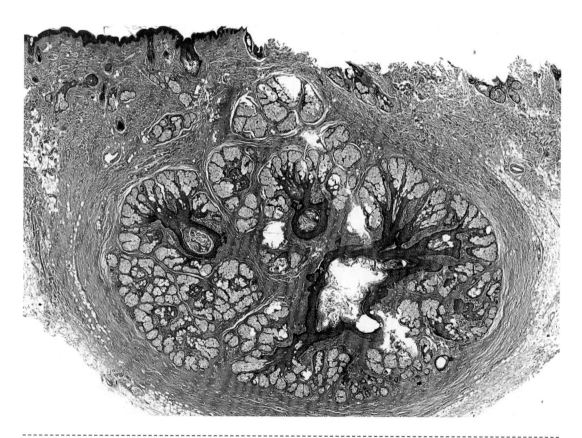

毛囊皮脂腺囊性错构瘤： 肿瘤位于真皮内，不与表皮相连，真皮内可见多个扩张的毛囊漏斗部囊腔，周围有显著增多的皮脂腺

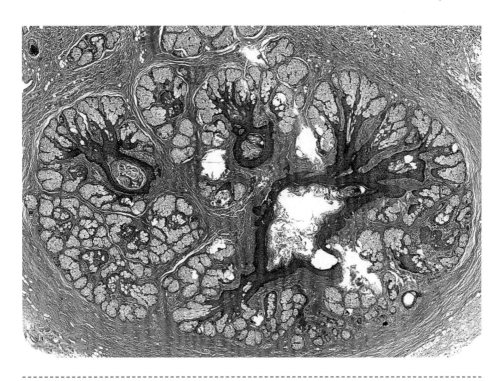

毛囊皮脂腺囊性错构瘤：真皮内可见多个扩张的毛囊漏斗部囊腔，周围有显著增多的皮脂腺

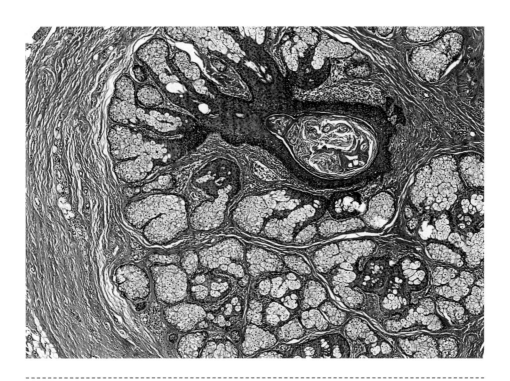

毛囊皮脂腺囊性错构瘤：扩张的毛囊漏斗部囊腔周围有显著增多的皮脂腺，肿瘤周围可见裂隙

29. 色素性毛囊囊肿
Pigmented follicular cyst

➢ 囊肿位于真皮内
➢ 囊壁由角化的复层鳞状上皮组成
➢ 囊壁可出现皮突甚至真皮乳头（表皮囊肿不出现）
➢ 囊肿内含层状角质和着色毛干
➢ 好发于成年男性头颈部
➢ 为蓝褐色丘疹
➢ 多单发，也可多发

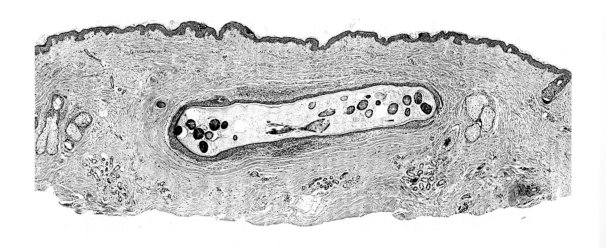

色素性毛囊囊肿： 真皮内囊肿

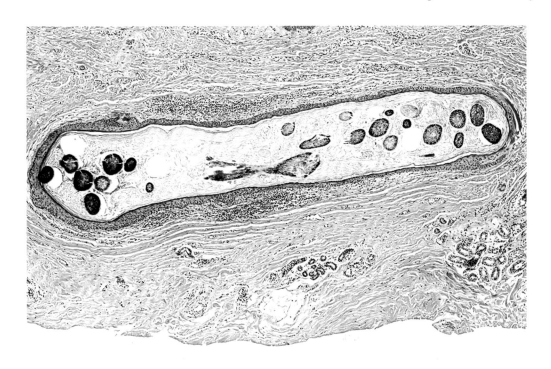

色素性毛囊囊肿：囊肿内含角质和着色毛干

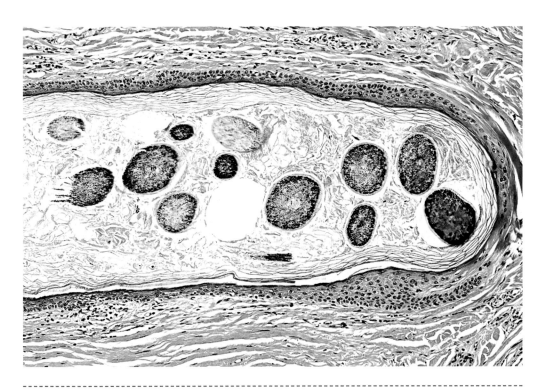

色素性毛囊囊肿：囊肿内含层状角质和着色毛干，囊壁由复层鳞状上皮组成，囊壁出现皮突

30. 钙化性表皮囊肿
Calcifying epidermal cyst

➤ 病理上为典型的表皮囊肿
➤ 囊壁与表皮类似，为复层鳞状上皮，有颗粒层
➤ 囊腔有角质
➤ 囊腔内出现钙质沉积
➤ 临床表现与表皮囊肿类似
➤ 可有疼痛

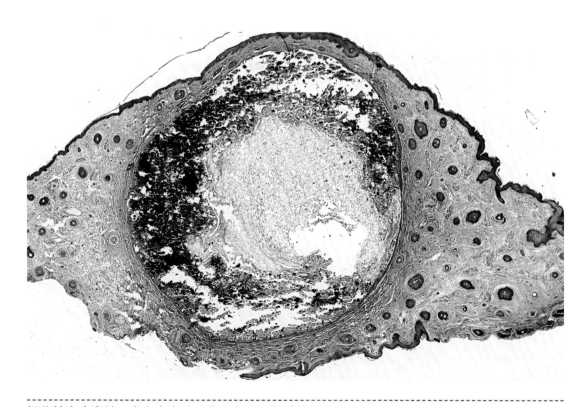

钙化性表皮囊肿： 真皮内囊肿，囊腔内可见角质及钙化

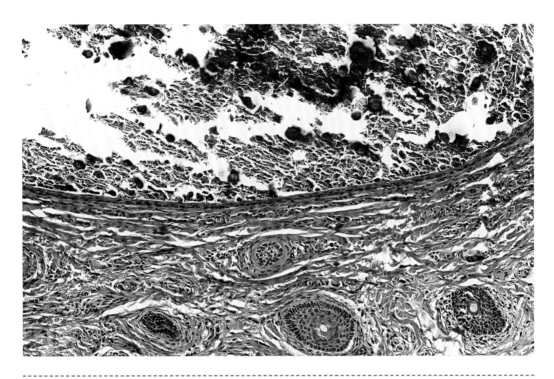

钙化性表皮囊肿：囊壁为复层鳞状上皮，囊腔内可见钙化

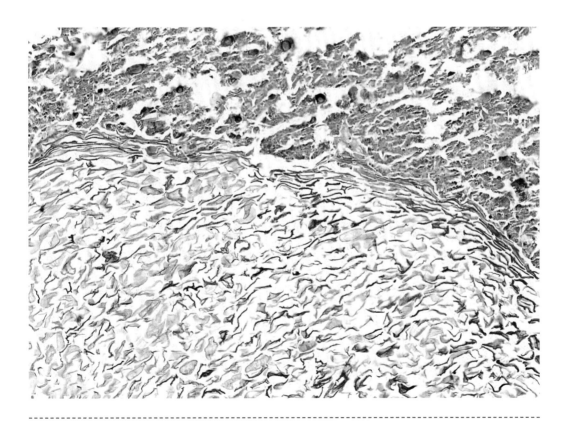

钙化性表皮囊肿：囊腔内可见角质及钙化

31. 皮脂腺上皮瘤
Sebaceous epithelioma

➤ 真皮内边界清楚的肿瘤细胞团块
➤ 多与表皮相连
➤ 肿瘤细胞由嗜碱性基底样细胞、成熟的皮脂腺细胞组成
➤ 嗜碱性基底样细胞占主体（与皮脂腺腺瘤不同）
➤ 可见皮脂腺囊腔
➤ 多见于老年人
➤ 好发于面部及头皮
➤ 为黄色至橙色的丘疹、结节
➤ 多单发，偶多发

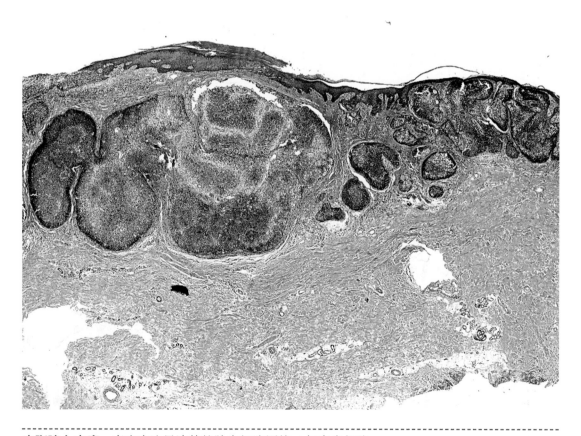

皮脂腺上皮瘤：真皮内边界清楚的肿瘤细胞团块，与表皮相连

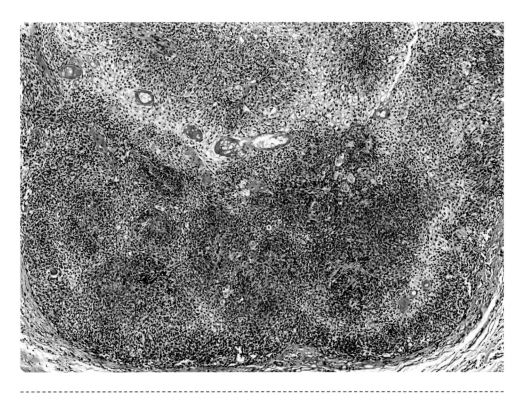

皮脂腺上皮瘤： 肿瘤主要由基底样细胞组成

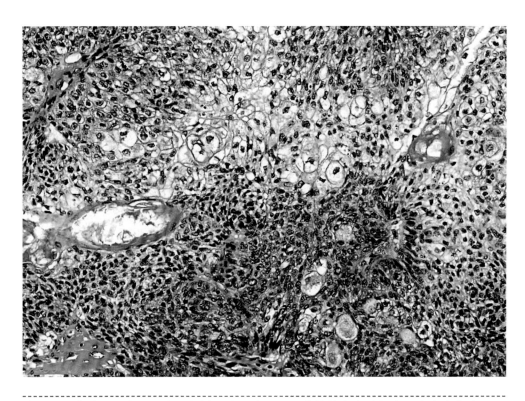

皮脂腺上皮瘤： 肿瘤主要由基底样细胞组成，可见成熟的皮脂腺细胞及皮脂腺囊腔

32. 皮脂腺腺瘤
Sebaceous adenoma

➤ 肿瘤位于真皮内
➤ 由皮脂腺小叶组成
➤ 单个小叶类似正常的皮脂腺结构
➤ 肿瘤由成熟的皮脂腺细胞和基底样细胞组成
➤ 皮脂腺细胞明显多于基底样细胞
➤ 可见皮脂腺囊腔，内含皮脂
➤ 好发于面部及头皮
➤ 为单发橘黄色的丘疹或结节

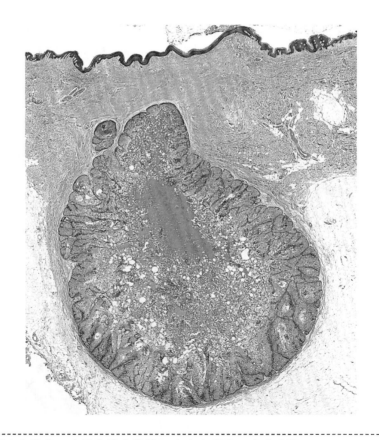

皮脂腺腺瘤： 真皮内肿瘤，为扩张的皮脂腺，中央为囊腔，内含皮脂

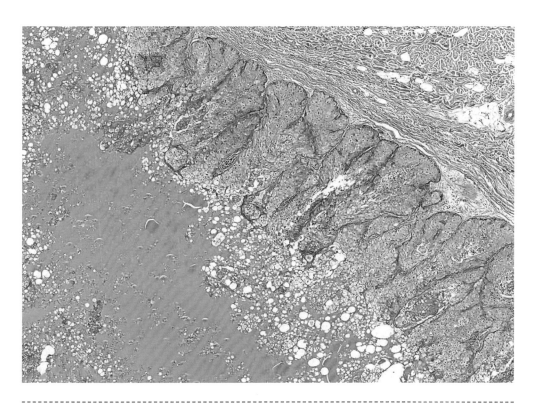

皮脂腺腺瘤：囊腔周围可见增生的皮脂腺小叶

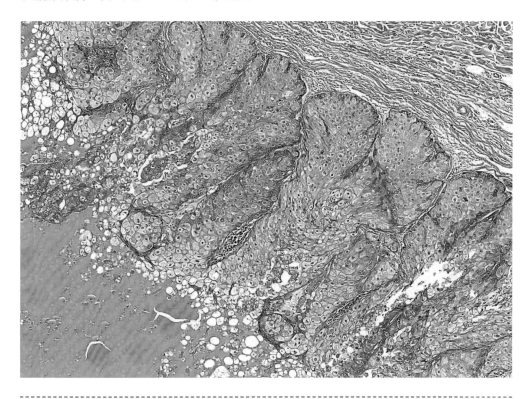

皮脂腺腺瘤：囊腔周围可见增生的皮脂腺小叶，主要由成熟的皮脂腺细胞组成

33. 透明细胞单纯汗腺棘皮瘤
Clear cell hidroacanthoma simplex

➤ 在肥厚的表皮内可见界限清楚肿瘤细胞团块
➤ 肿瘤细胞呈圆形或立方形，细胞大小一致，细胞之间彼此孤立，排列均匀
➤ 可见较多的透明细胞
➤ 肿瘤细胞团块与周围的角质形成细胞分界清楚
➤ 多为孤立的斑块或结节，皮损大小不一，表面常角化
➤ 临床上容易误诊为脂溢性角化病

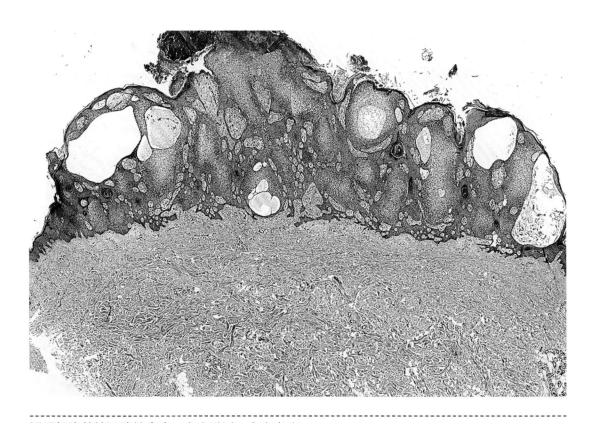

透明细胞单纯汗腺棘皮瘤：表皮增厚，内有囊腔

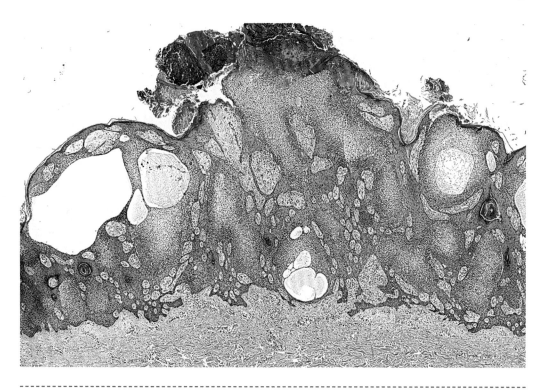

透明细胞单纯汗腺棘皮瘤：表皮增厚，内有囊腔

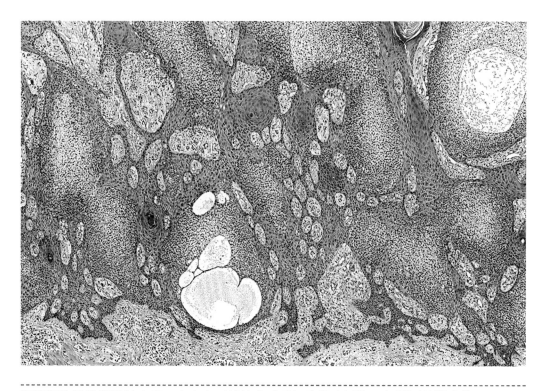

透明细胞单纯汗腺棘皮瘤：表皮内可见较多透明细胞肿瘤团块，与周围界限清楚

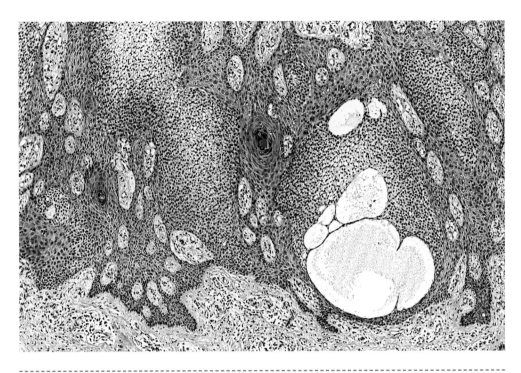

透明细胞单纯汗腺棘皮瘤： 透明细胞及嗜碱性小圆形细胞肿瘤团块与周围角质形成细胞界限清楚

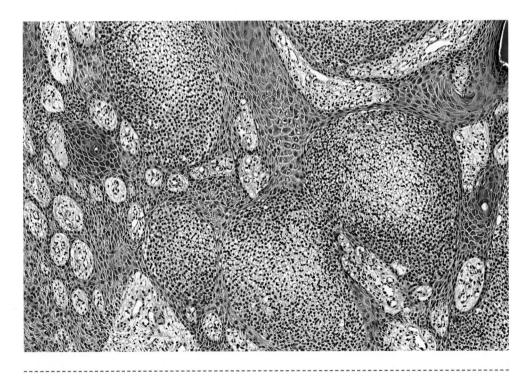

透明细胞单纯汗腺棘皮瘤： 表皮内透明细胞及嗜碱性小圆形细胞组成的肿瘤团块与周围角质形成细胞界限清楚

34. 透明细胞外泌汗腺汗孔瘤
Clear cell eccrine poroma

➢ 具有外泌汗腺汗孔瘤的病理学特征
➢ 肿瘤团块内出现较多的透明细胞
➢ 临床特征与外泌汗腺汗孔瘤相同

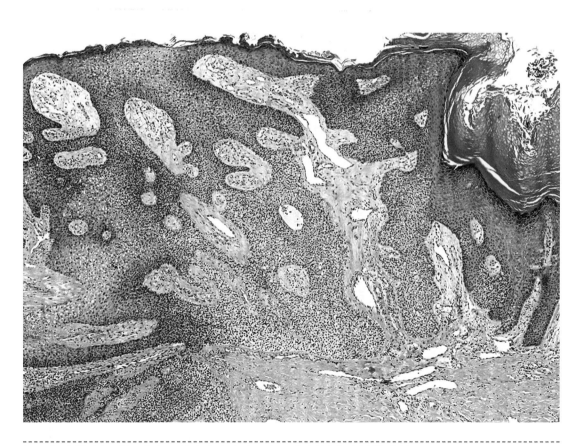

透明细胞外泌汗腺汗孔瘤：肿瘤向真皮内生长，与周围表皮界限清楚

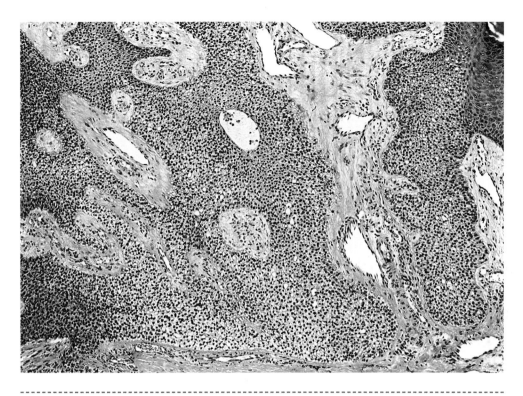

透明细胞外泌汗腺汗孔瘤：肿瘤主要由透明细胞组成，内有管腔

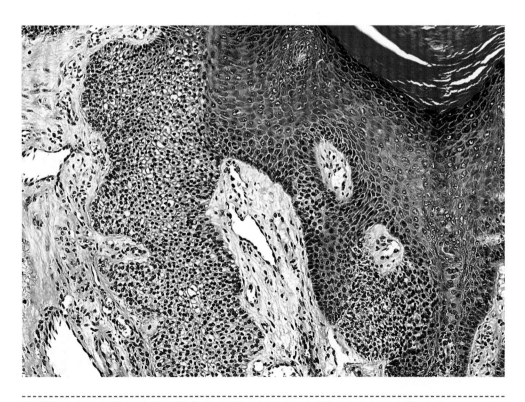

透明细胞外泌汗腺汗孔瘤：肿瘤由透明细胞组成，与周围表皮细胞界限清楚

35. 透明细胞汗管瘤
Clear cell syringoma

➢ 是汗管瘤的一个少见病理类型
➢ 具有汗管瘤的基本病理学特征
➢ 肿瘤主要由透明细胞构成
➢ 透明细胞可累及全部或部分肿瘤
➢ 有时仅累及汗腺的部分区域
➢ 肿瘤团块中央有管腔，管腔中有浆液
➢ 临床特征与普通汗管瘤无明显区别
➢ 通常与糖尿病伴发
➢ 透明细胞汗管瘤出现透明细胞变化可能是糖原堆积所致

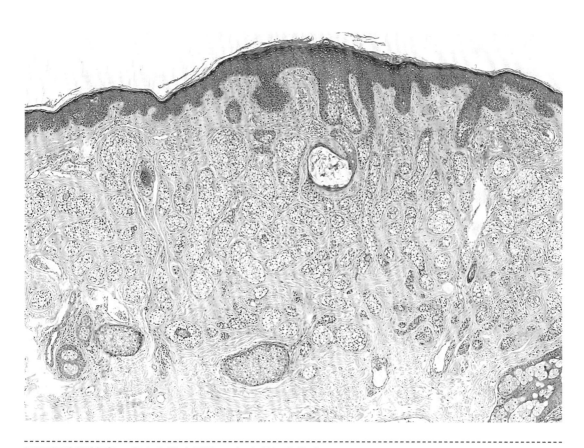

透明细胞汗管瘤： 真皮内肿瘤团块，由透明细胞构成

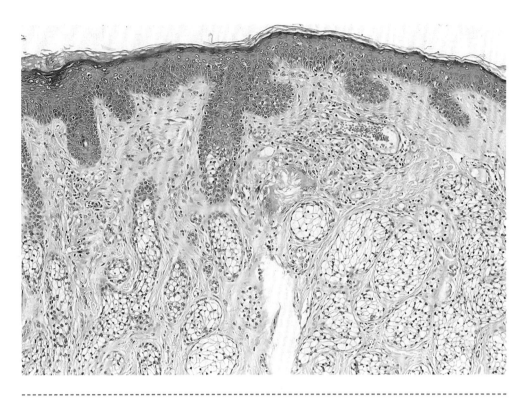

透明细胞汗管瘤：真皮内肿瘤团块，由透明细胞构成，可累及表皮

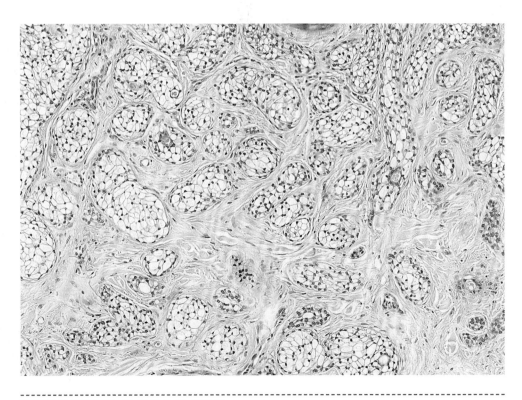

透明细胞汗管瘤：肿瘤呈条索或管样

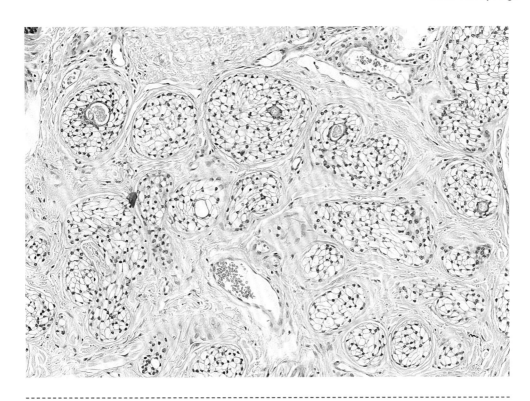

透明细胞汗管瘤：肿瘤团块内可见管腔，内有浆液

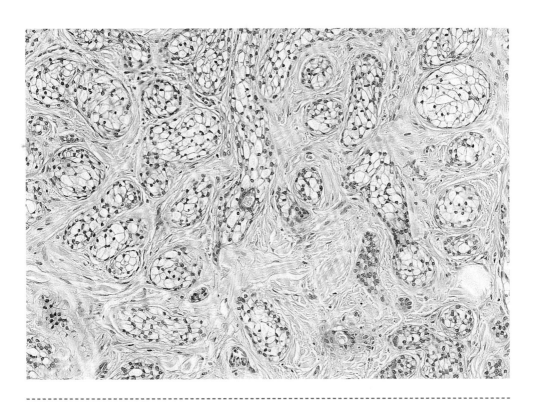

透明细胞汗管瘤：肿瘤主要由透明细胞构成

36. 软骨样汗管瘤
Chondroid syringoma

➢ 真皮内或皮下肿物，境界清楚
➢ 大多数肿瘤为顶泌汗腺型来源
➢ 肿瘤细胞呈巢状或条索状
➢ 可见导管样结构
➢ 导管样结构多有囊性扩张
➢ 肿瘤中可有毛囊或皮脂腺分化的成分
➢ 常出现软骨样间质，阿申兰染色可呈阳性
➢ 好发于鼻部、上唇等部位
➢ 为单发结节

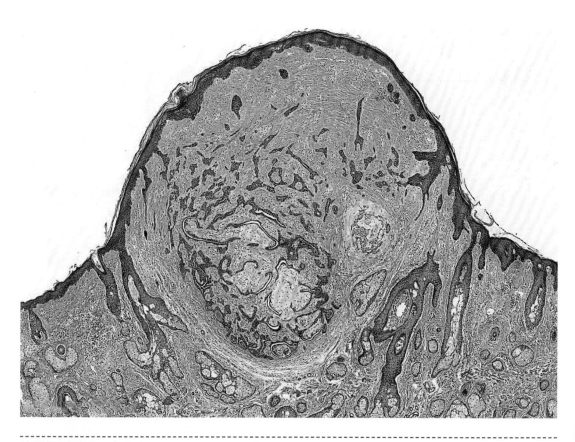

软骨样汗管瘤：真皮内肿物

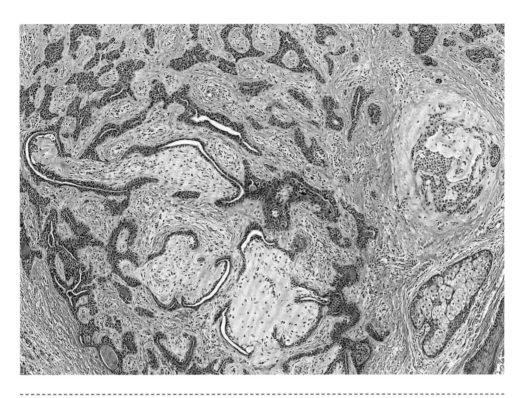

软骨样汗管瘤：肿瘤细胞主要呈条索样，可见软骨样间质

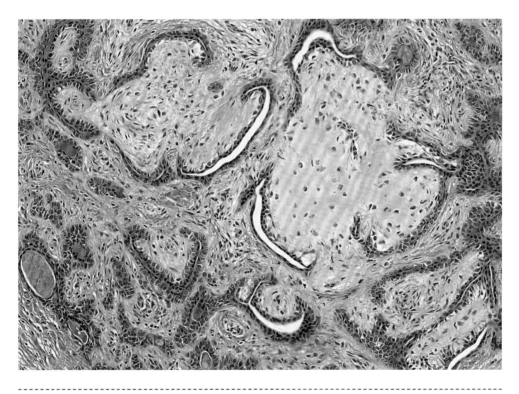

软骨样汗管瘤：可见导管样结构及软骨样间质

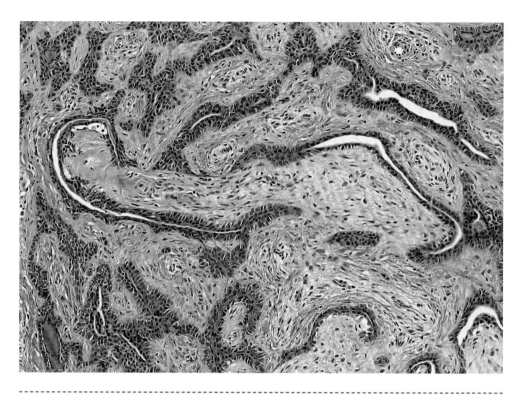

软骨样汗管瘤： 肿瘤细胞呈条索样，部分出现囊腔

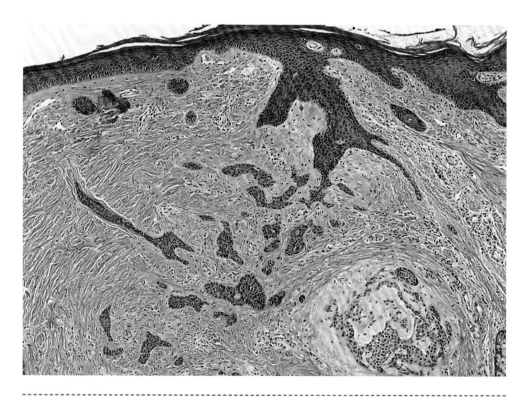

软骨样汗管瘤： 部分肿瘤团块与毛囊相连

37. 小管型软骨样汗管瘤
Chondroid syringoma

➤ 是皮肤混合瘤的一种病理类型
➤ 真皮内或皮下肿物
➤ 界限清楚
➤ 肿瘤内可见较多导管
➤ 间质呈软骨样，呈淡蓝色，阿申兰染色可呈阳性
➤ 导管样结构可有囊性扩张
➤ 肿瘤中可有毛囊或皮脂腺分化的成分
➤ 临床表现为单发结节

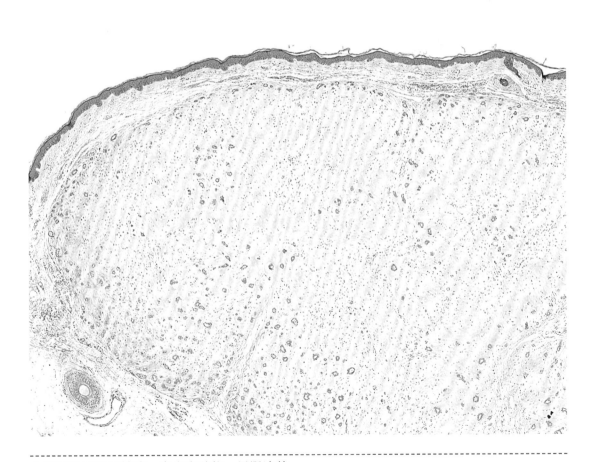

小管型软骨样汗管瘤： 真皮内肿物，界限清楚

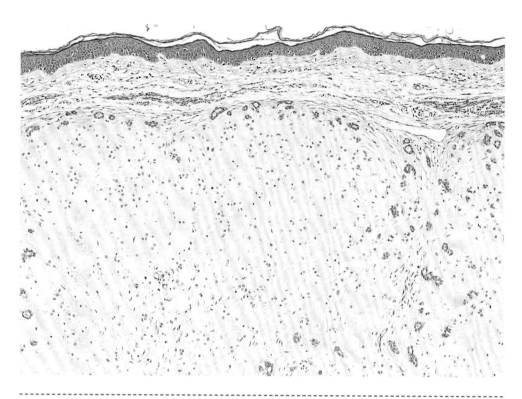

小管型软骨样汗管瘤： 肿瘤界限清楚，内可见软骨样基质

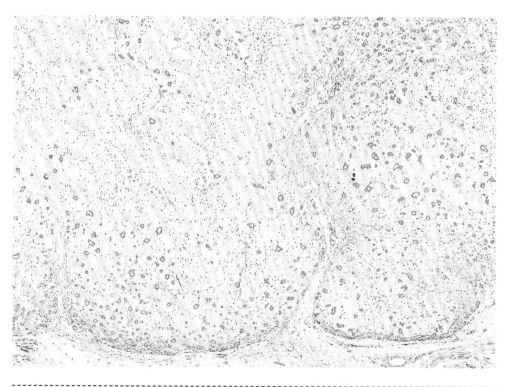

小管型软骨样汗管瘤： 肿瘤边界清楚，内有较多导管结构

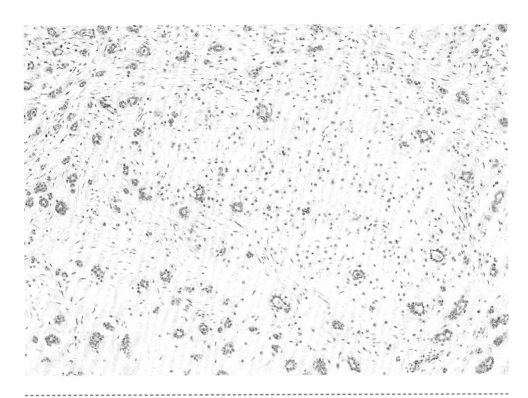

小管型软骨样汗管瘤：肿瘤内可见较多导管及软骨样间质

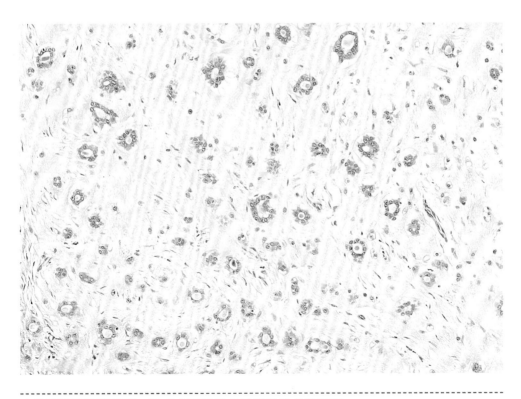

小管型软骨样汗管瘤：肿瘤内可见较多导管及软骨样间质

38. 汗管瘤合并粟丘疹
Syringoma with milia

➢ 临床上又被称为粟丘疹样汗管瘤
➢ 病理上表现为典型的表皮囊肿及汗管瘤
➢ 表皮囊肿常位于真皮浅层
➢ 汗管瘤多位于表皮囊肿的下方
➢ 临床上表现为粟粒大小的丘疹
➢ 多为淡白色或淡黄色
➢ 好发于眼周及女性外阴

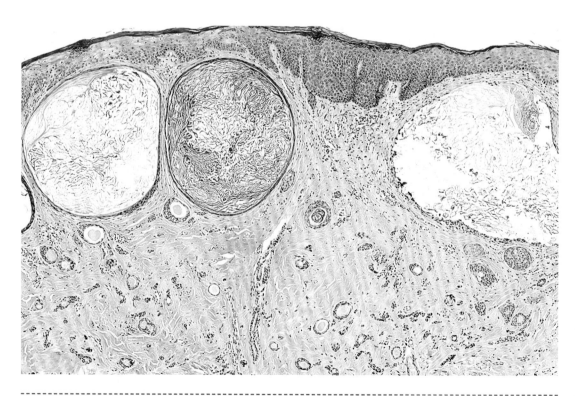

汗管瘤合并粟丘疹： 真皮浅层可见表皮囊肿，下方可见典型汗管瘤

39. 透明细胞汗腺瘤
Clear cell hidradenoma

➢ 瘤体位于真皮内，可深达皮下组织
➢ 瘤体由小叶状瘤细胞团块组成
➢ 主要有两种瘤细胞：圆形嗜碱性细胞及透明细胞
➢ 不同区域圆形嗜碱性细胞与透明细胞比例有所不同
➢ 有的肿瘤均为圆形嗜碱性细胞，有的均为透明细胞
➢ 可有大小不等的囊腔及导管结构
➢ 肿瘤间质胶原纤维可出现透明变性
➢ 多为单发实性的半球形的皮下结节
➢ 一般无自觉症状

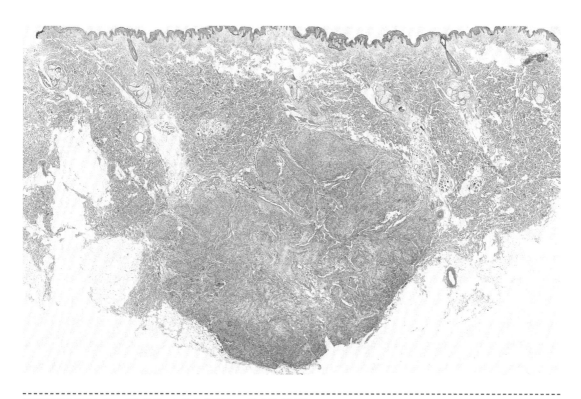

透明细胞汗腺瘤：肿瘤位于真皮深部，到达脂肪层

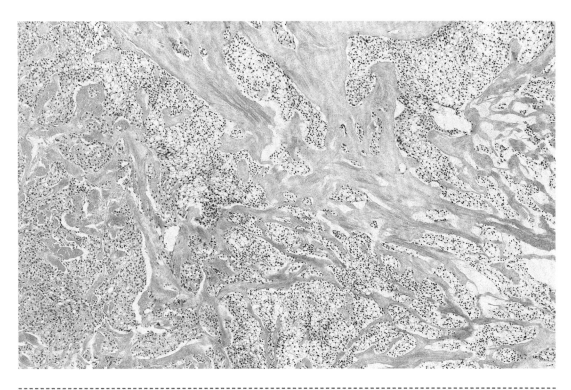

透明细胞汗腺瘤：真皮内透明细胞组成的大小不一的肿瘤团块，可见周围胶原纤维透明变性

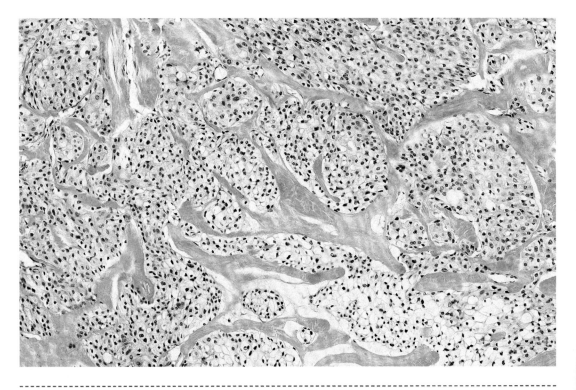

透明细胞汗腺瘤：肿瘤团块主要由透明细胞组成，周围胶原纤维出现透明变性

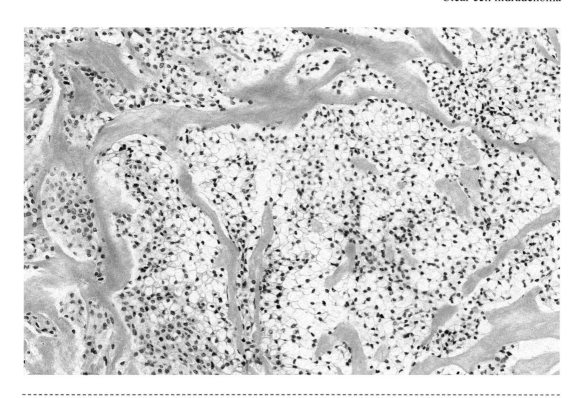

透明细胞汗腺瘤：肿瘤团块主要由透明细胞组成，周围胶原纤维出现透明变性

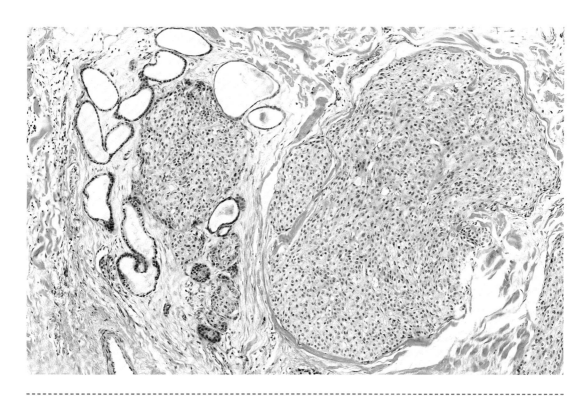

透明细胞汗腺瘤：肿瘤团块内可见导管结构，周边可见具有顶浆分泌的囊腔，提示顶泌汗腺来源

40. 实性囊性汗腺瘤
Solid cystic hidradenoma

➢ 是结节性汗腺瘤的一个病理类型
➢ 瘤体内有较大的囊腔，同时又有实性瘤细胞团块
➢ 实性瘤细胞团块与结节性汗腺瘤病理特征相同
➢ 实性团块由嗜碱性的圆形细胞组成
➢ 周围间质可见黏液样基质
➢ 临床上为单发半透明丘疹或结节
➢ 好发于头颈四肢

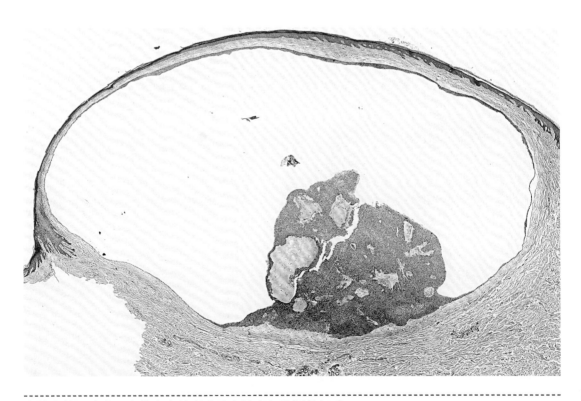

实性囊性汗腺瘤：瘤体由大的囊腔及实性瘤细胞团块组成

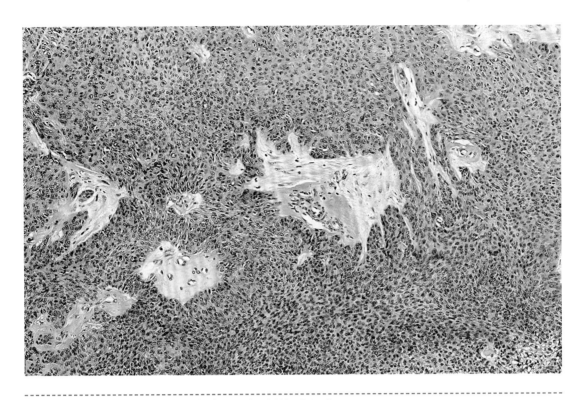

实性囊性汗腺瘤：实性团块由嗜碱性的小圆形细胞组成

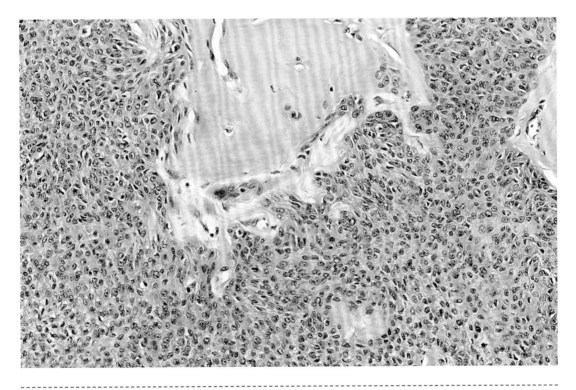

实性囊性汗腺瘤：实性团块由嗜碱性的小圆形细胞组成，周围间质可见黏液样基质

41. 乳头状外泌汗腺腺瘤
Papillary eccrine adenoma

➤ 与管状顶泌汗腺腺瘤可能是同一疾病
➤ 肿瘤多位于真皮中部或下部
➤ 可与表皮相连
➤ 肿瘤由囊腔及囊肿组成
➤ 囊腔的囊壁有两层或两层以上细胞，突入管腔，形成乳头状突起
➤ 可见较多囊肿
➤ 肿瘤下方可见外泌汗腺
➤ 好发于四肢
➤ 为单发、隆起的淡红色或棕色结节或斑块
➤ 质地略硬

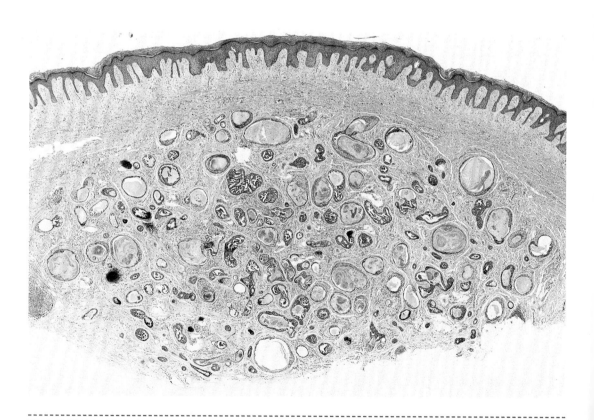

乳头状外泌汗腺腺瘤：肿瘤位于真皮内

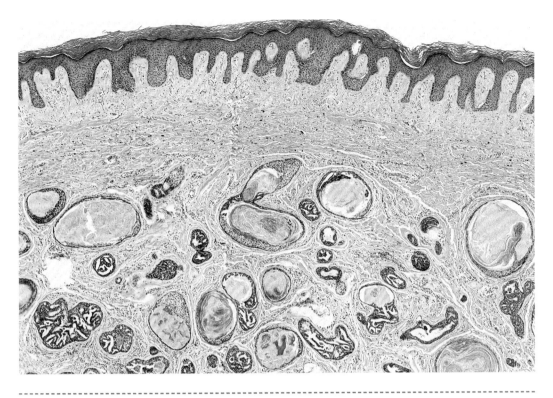

乳头状外泌汗腺腺瘤：由囊腔及囊肿组成

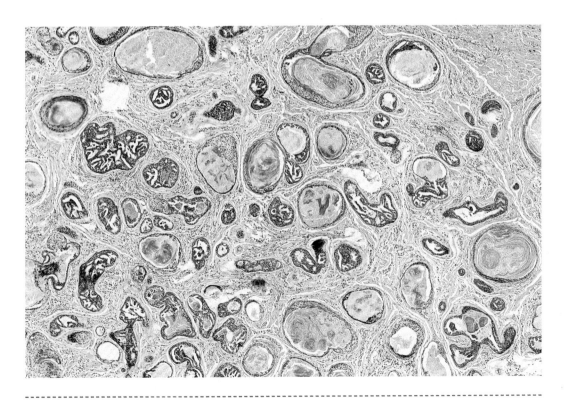

乳头状外泌汗腺腺瘤：由囊腔及囊肿组成

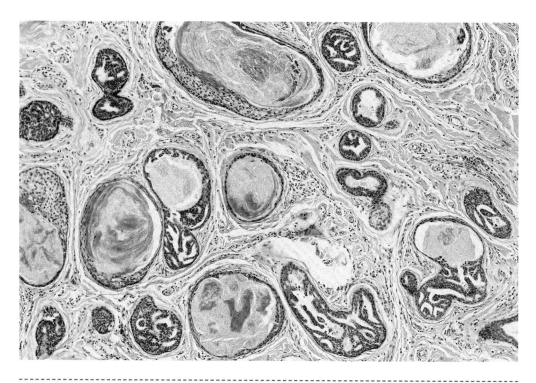

乳头状外泌汗腺腺瘤： 囊腔的囊壁突入管腔，形成乳头状突起，囊腔内有无定形的嗜伊红物质，有较多囊肿

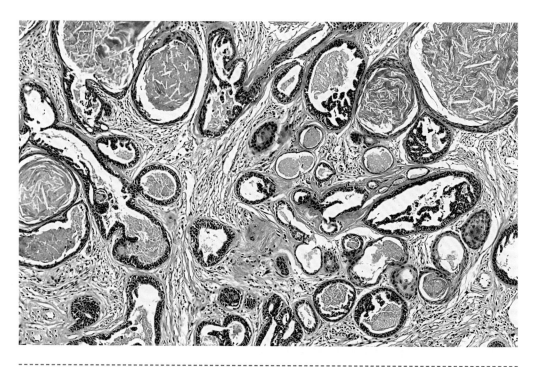

乳头状外泌汗腺腺瘤： 囊腔的囊壁突入管腔，形成乳头状突起，囊腔内有无定形的嗜伊红物质，有较多囊肿

42. 圆柱瘤
Cylindroma

➢ 多位于真皮中上部，与表皮不相连
➢ 由多发肿瘤团块组成
➢ 肿瘤团块呈锯齿样或镶嵌状排列，形成七巧板样外观
➢ 肿瘤团块周边细胞呈栅栏状排列，细胞相对较小，细胞核深染
➢ 肿瘤团块周围有嗜酸性的基底膜样包膜，是圆柱瘤的特征性病理表现
➢ 有时团块中央可见均质小体
➢ 肿瘤团块中可见导管结构
➢ 好发于头颈部
➢ 呈淡红色结节
➢ 可单发，也可多发

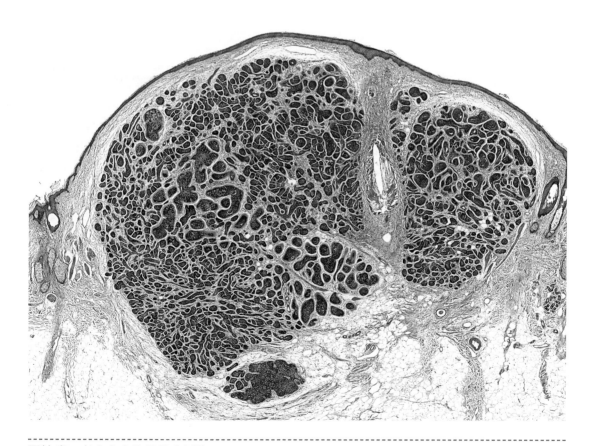

圆柱瘤：真皮内多发的肿瘤团块

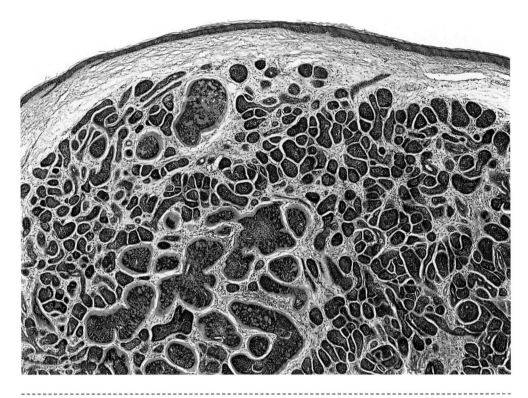

圆柱瘤： 真皮内多发的肿瘤团块，不与表皮相连，呈镶嵌状排列

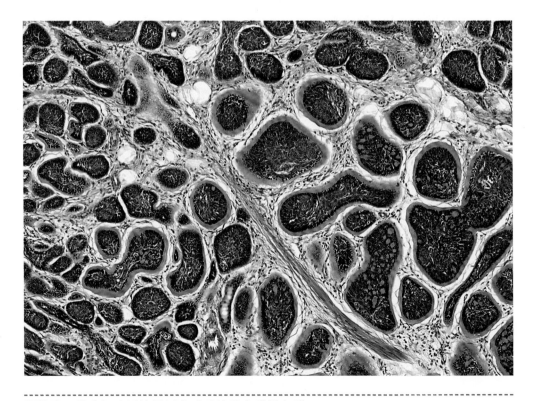

圆柱瘤： 肿瘤细胞团块周围有嗜酸性基底膜样包膜

43. 螺旋腺圆柱瘤
Spiradenocylindroma

➢ 圆柱瘤与外泌汗腺螺旋腺瘤同时存在，称为螺旋腺圆柱瘤
➢ 肿瘤位于真皮，与表皮不相连
➢ 在某一区域为典型的圆柱瘤
➢ 在另一区域为典型的螺旋腺瘤
➢ 好发于头颈部
➢ 呈淡红色结节
➢ 可单发，也可多发

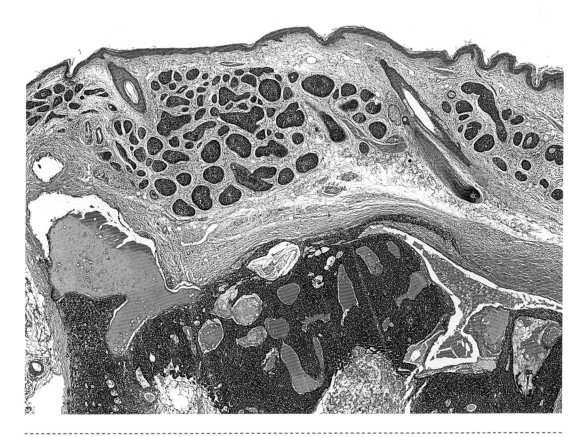

螺旋腺圆柱瘤： 肿瘤位于真皮内，上方为圆柱瘤，下方为螺旋腺瘤

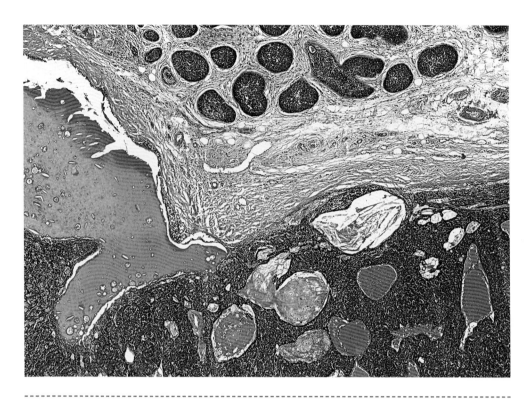

螺旋腺圆柱瘤：上方为圆柱瘤，下方为螺旋腺瘤

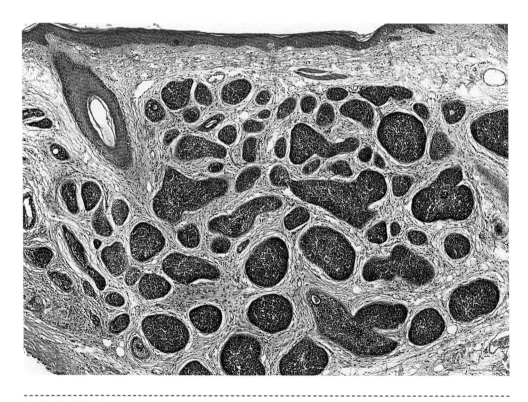

螺旋腺圆柱瘤：圆柱瘤肿瘤团块镶嵌状排列，形成七巧板样外观

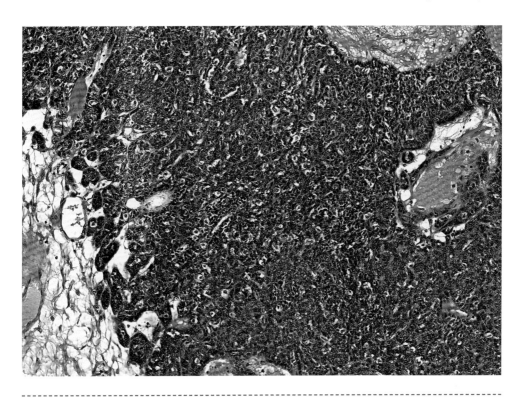

螺旋腺圆柱瘤: 螺旋腺瘤,由嗜碱性小圆形细胞组成,呈线状排列

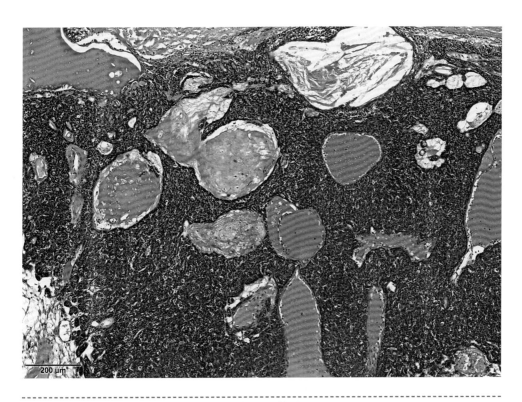

螺旋腺圆柱瘤: 螺旋腺瘤,间质内可见大的血管腔

44. 原发性皮肤筛孔样癌
Primary cutaneous cribriform carcinoma

➤ 肿瘤来自于顶泌汗腺还是外泌汗腺尚不明了
➤ 有人认为本病与原发性腺样囊性癌是同一疾病
➤ 肿瘤位于真皮中下部，也可位于脂肪层
➤ 肿瘤由上皮样细胞团块组成
➤ 肿瘤团块数量较多
➤ 肿瘤团块内可见大小不一的囊腔，形成筛孔样外观
➤ 部分肿瘤团块为实性团块，无筛孔样表现
➤ 中年女性好发
➤ 多为单发结节

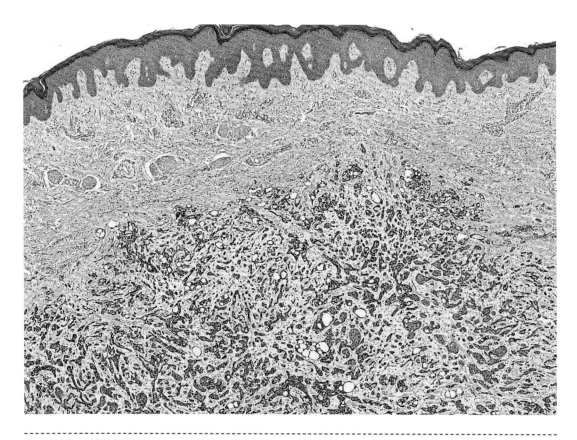

原发性皮肤筛孔样癌： 真皮中下部肿瘤

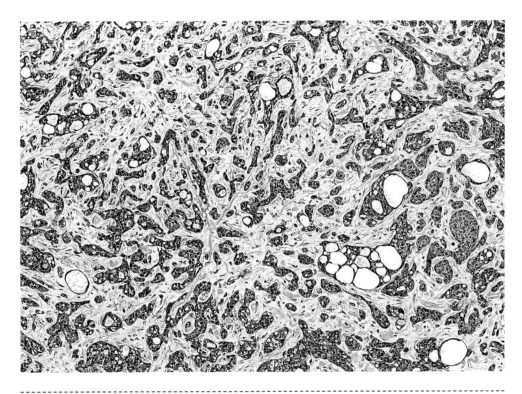

原发性皮肤筛孔样癌：由大小不一的肿瘤团块组成，内可见较多囊腔

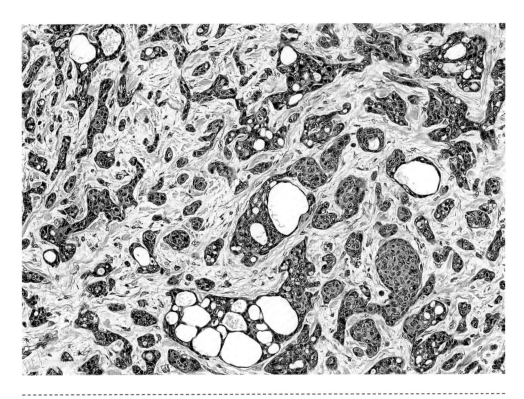

原发性皮肤筛孔样癌：部分肿瘤团块内有较多囊腔，形成筛孔样外观

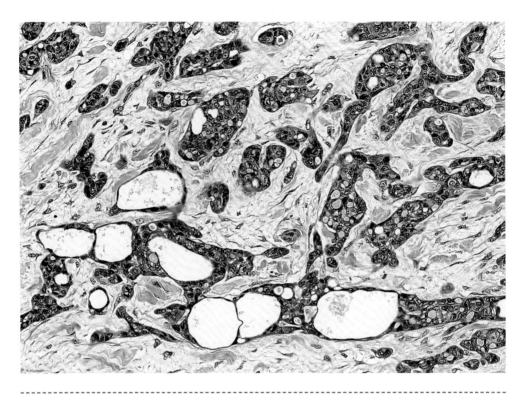

原发性皮肤筛孔样癌：肿瘤团块内囊腔大小不一

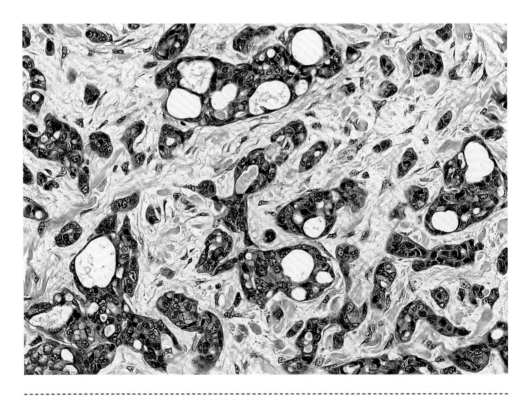

原发性皮肤筛孔样癌：囊腔内可见无定形物质

45. 管状顶泌汗腺腺瘤
Tubular apocrine adenoma

> ➤ 为顶泌汗腺来源的良性肿瘤
> ➤ 真皮或皮下组织肿瘤团块
> ➤ 由许多形态不规则的管腔组成
> ➤ 管腔多由两层细胞构成，外层细胞呈立方形或扁平状，内层细胞呈柱状
> ➤ 有些管腔内可见顶浆分泌
> ➤ 可见顶泌汗腺导管扩张
> ➤ 间质内可见淋巴细胞及浆细胞浸润
> ➤ 多见于女性
> ➤ 好发部位为头皮，亦可发生于面部、腋部、小腿和外生殖器等部位
> ➤ 头皮损害常并发皮脂腺痣或乳头状汗管囊腺瘤
> ➤ 临床表现为直径1～2 cm的结节或有蒂损害
> ➤ 境界清楚，表面光滑
> ➤ 无自觉症状

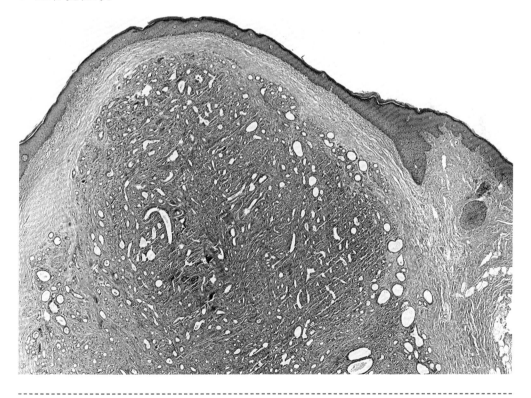

管状顶泌汗腺腺瘤： 真皮内可见境界清楚的肿瘤团块，由大小不一不规则导管状结构组成

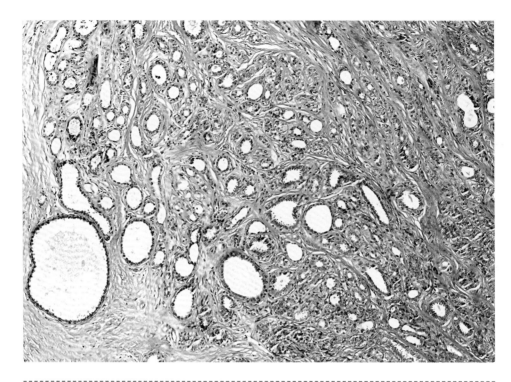

管状顶泌汗腺腺瘤：由大小不一不规则导管状结构组成，可见顶泌汗腺导管扩张

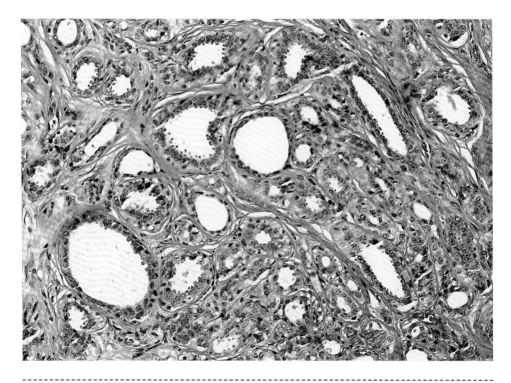

管状顶泌汗腺腺瘤：管腔多由两层细胞构成，外层细胞为立方形或扁平状，内层细胞呈柱状，可见顶浆分泌

46. 顶泌汗腺汗囊瘤
Apocrine hidrocystoma

➢ 真皮内单房或多房的囊腔
➢ 常有纤维性假包膜
➢ 囊腔多为两层上皮细胞
➢ 外层是扁平肌上皮细胞
➢ 内层是高柱状细胞，胞质呈嗜酸性，可见顶浆分泌现象
➢ 好发于头颈及面颊部
➢ 为半透明的结节

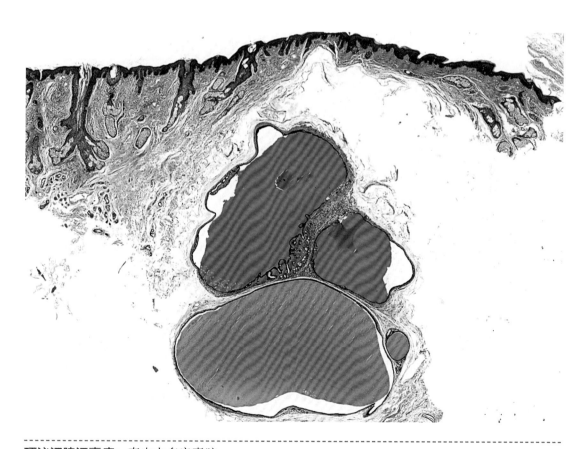

顶泌汗腺汗囊瘤： 真皮内多房囊腔

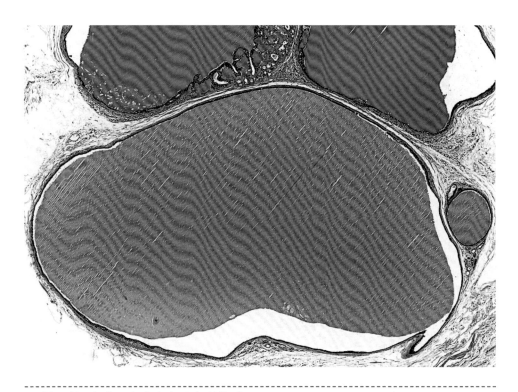

顶泌汗腺汗囊瘤：囊腔内为无定形物质

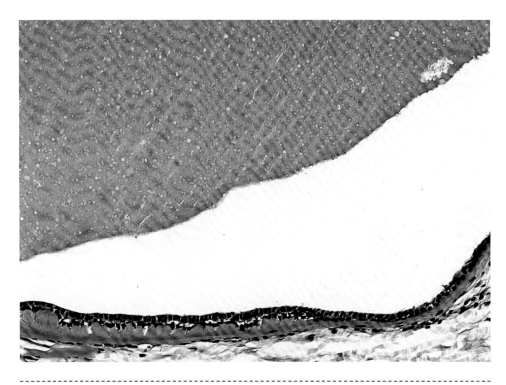

顶泌汗腺汗囊瘤：囊壁有两层细胞，内层为柱状上皮细胞，可见顶浆分泌现象，外层为扁平肌上皮细胞

47. 混合囊肿
Hybrid cyst

> 混合囊肿又称毛囊混合性囊肿，用以描述具有两种囊壁的囊肿
> 多数病例囊壁由毛囊各部细胞衍生而来
> 狭义概念是指同时具有表皮囊肿囊壁与外毛根鞘囊肿囊壁的囊肿
> 广义概念是指具有两种囊壁的囊肿均属于混合囊肿
> 两种囊壁间有明显的分界
> 可见于任何年龄
> 好发部位为头皮及面部，其次为乳头
> 临床表现为囊性丘疹及小赘生物
> 一般无自觉症状
> 少数可伴发疹性毳毛囊肿、脂囊瘤

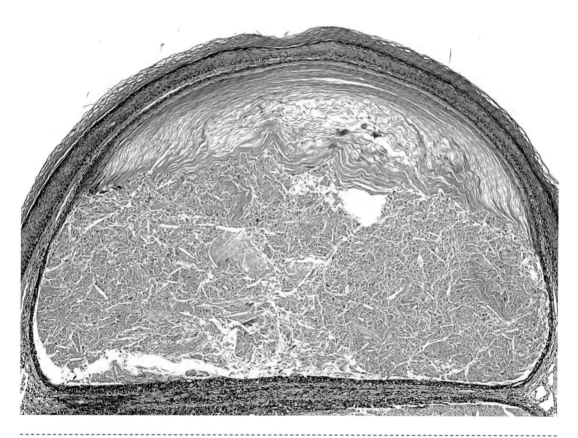

混合囊肿： 囊肿的囊壁分为两部分。上半部分为表皮囊肿的囊壁结构，下半部分为顶泌汗腺汗囊瘤囊壁样结构，对应部位囊肿内容物存在清晰分界，上部为角质，下部为无定形物质

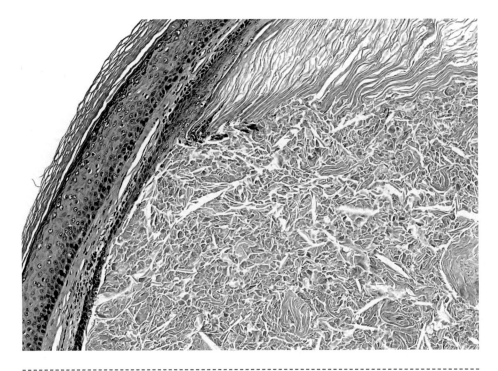

混合囊肿： 上半部分囊壁可见颗粒层，下半部分囊壁颗粒层消失，出现具有顶浆分泌的细胞，二者之间存在明显界限；对应部位囊肿内容物存在清晰分界线，上部为角质，下部为无定形物质

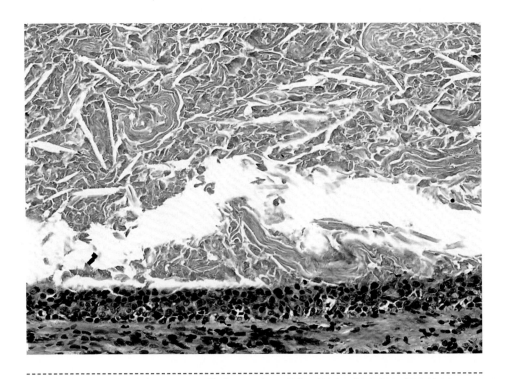

混合囊肿： 下半部分囊壁可见顶浆分泌现象，类似顶泌汗腺汗囊瘤囊壁特征

48. 微囊肿附属器癌
Microcystic adnexal carcinoma

➢ 一般不与表皮相连
➢ 为大小不一的肿瘤团块
➢ 肿瘤边界不清
➢ 向深部浸润性生长
➢ 肿瘤细胞具有向毛囊及汗腺分化的特点
➢ 肿瘤内有大小不等的角化囊肿
➢ 囊肿内可出现钙化
➢ 可见蝌蚪样细胞条索
➢ 肿瘤细胞有丝分裂象及细胞异型性有时不明显
➢ 肿瘤细胞表达AE1/AE3、EMA、CEA
➢ 病理上应与结缔组织增生性毛发上皮瘤鉴别
➢ 好发于唇部及眼眶周围
➢ 表现为坚实的斑块或结节

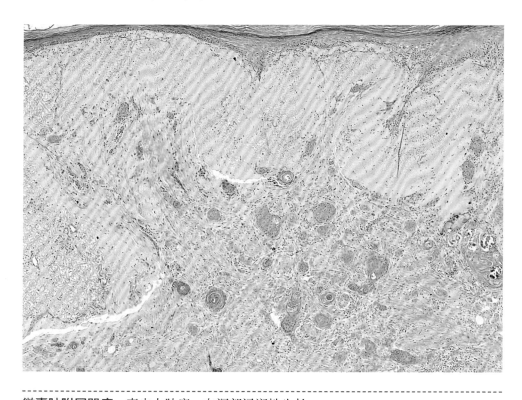

微囊肿附属器癌： 真皮内肿瘤，向深部浸润性生长

117

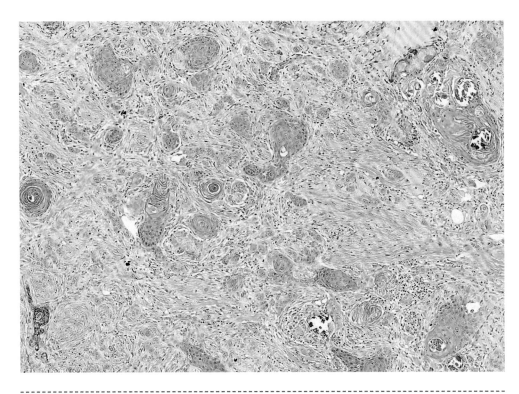

微囊肿附属器癌：大小不一的实性团块、条索及角化囊肿

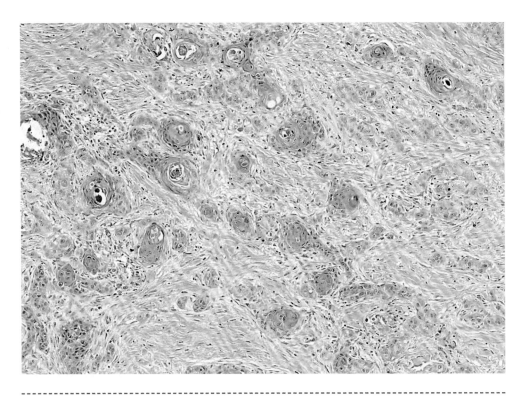

微囊肿附属器癌：大小不一的实性团块、条索及角化囊肿，可见蝌蚪样结构

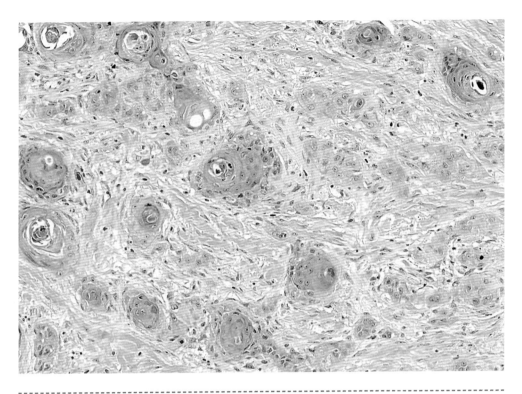

微囊肿附属器癌：大小不一的实性团块、条索及角化囊肿，可见蝌蚪样结构

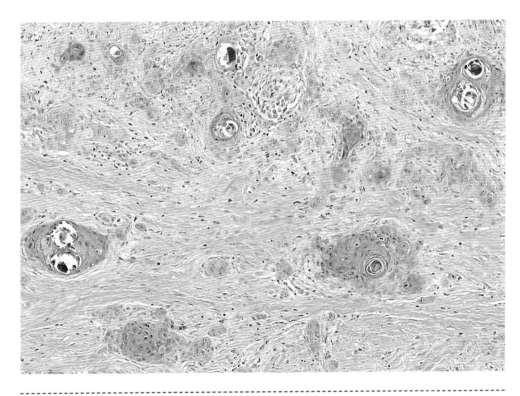

微囊肿附属器癌：条索及角化囊肿，部分囊腔内可见钙化

49. 神经纤维瘤样黑素细胞痣
Neurofibroma-like melanocytic nevus

➢ 可能是色素痣神经化的表现，也可能是黑素细胞痣合并神经纤维瘤
➢ 多为皮内痣或混合痣
➢ 可见典型的黑素细胞痣，片状或呈巢分布
➢ 在皮损其他区域可见神经纤维瘤病变，呈梭形或S形，无或者少许色素
➢ 肿瘤细胞S100染色阳性，Mela-A染色仅黑素细胞痣细胞阳性
➢ 临床上多为皮赘样皮损，色素较少

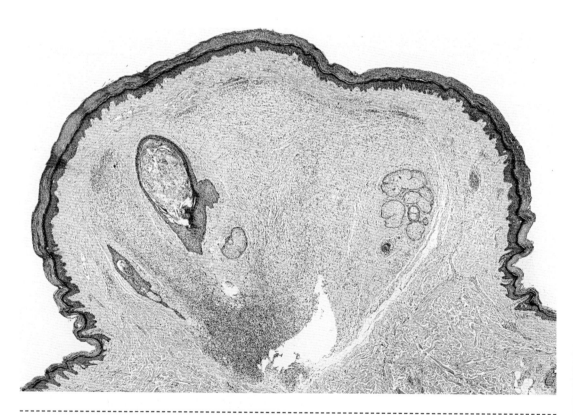

神经纤维瘤样黑素细胞痣： 真皮内肿瘤，呈结节状

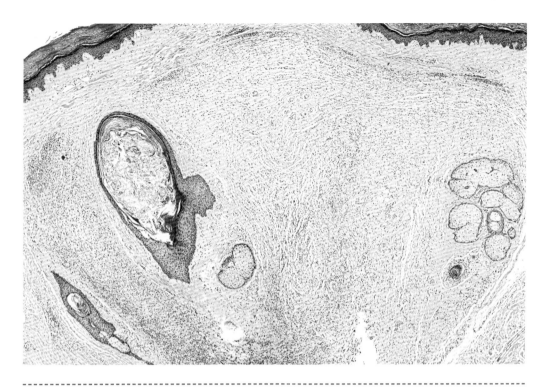

神经纤维瘤样黑素细胞痣：结节周边为典型的黑素细胞痣，含有色素

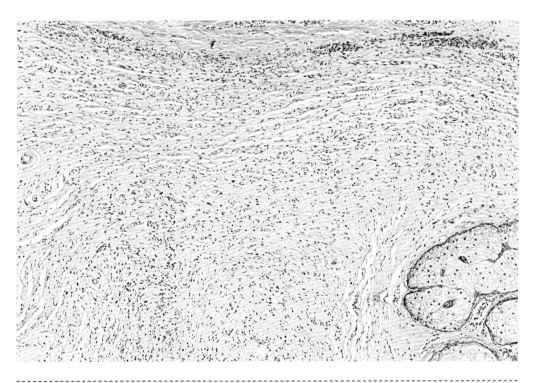

神经纤维瘤样黑素细胞痣：结节周边为典型的黑素细胞痣，含有色素，中央为神经纤维瘤病理表现

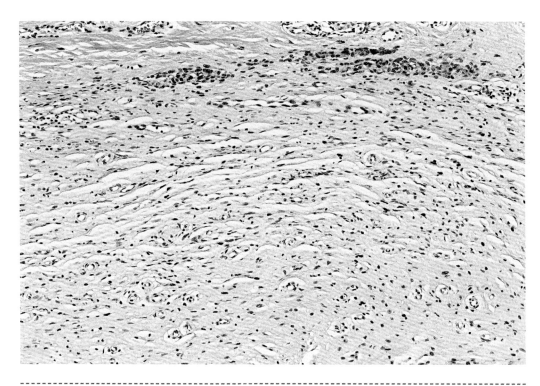

神经纤维瘤样黑素细胞痣：结节周边为典型的黑素细胞痣，含有色素，中央为神经纤维瘤病理表现

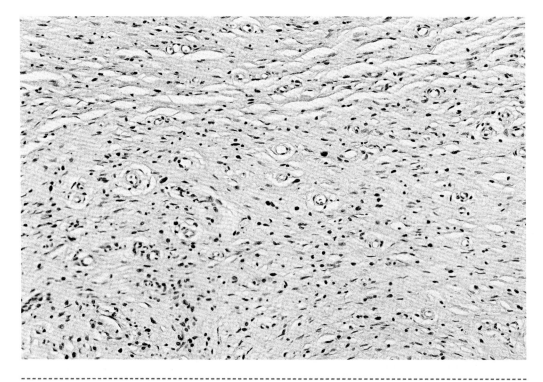

神经纤维瘤样黑素细胞痣：结节中央为神经纤维瘤病理表现

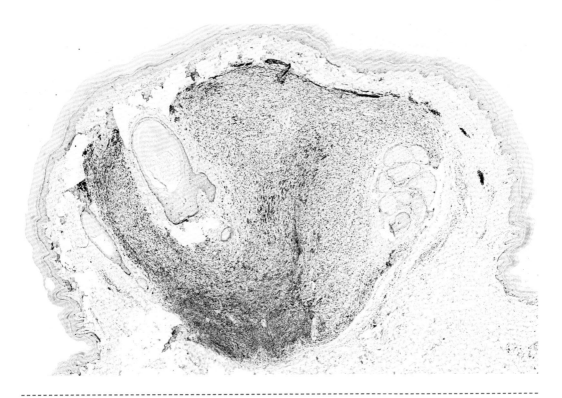

神经纤维瘤样黑素细胞痣： S100染色弥漫阳性

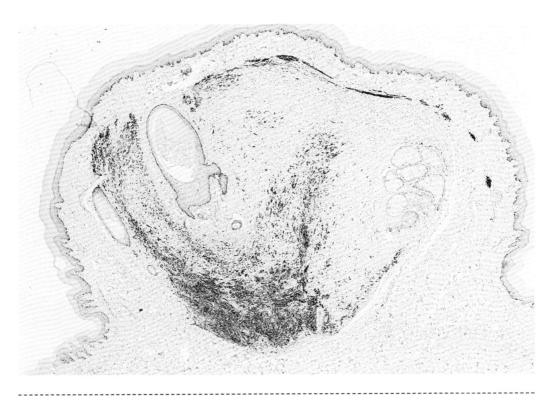

神经纤维瘤样黑素细胞痣： Mela-A染色黑素细胞痣细胞阳性，神经纤维瘤样病变区域阴性

50. 深部穿通性痣
Deep penetrating nevus

➤ 皮损呈楔形，界限清楚
➤ 肿瘤主要由色素性梭形细胞和上皮样细胞组成
➤ 上皮样细胞多位于皮损的浅部，梭形细胞多位于深部
➤ 肿瘤细胞形成束状或丛状深入真皮甚至皮下组织
➤ 肿瘤细胞含有大量色素
➤ 常在血管、神经或附属器周围，呈束状或丛状外观，又称为丛状梭形细胞痣
➤ 1/3～2/3为复合痣
➤ 为单发蓝色的圆顶状丘疹或结节
➤ 容易误诊为蓝痣

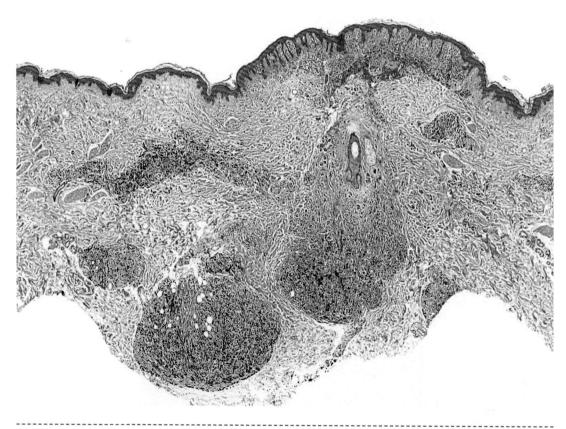

深部穿通性痣：皮损呈楔形，界限清楚

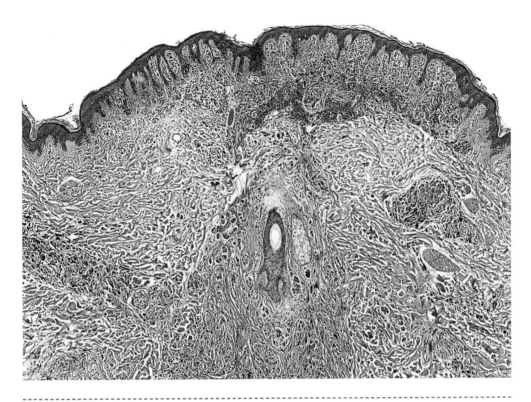

深部穿通性痣：真皮上部为普通型黑素细胞痣

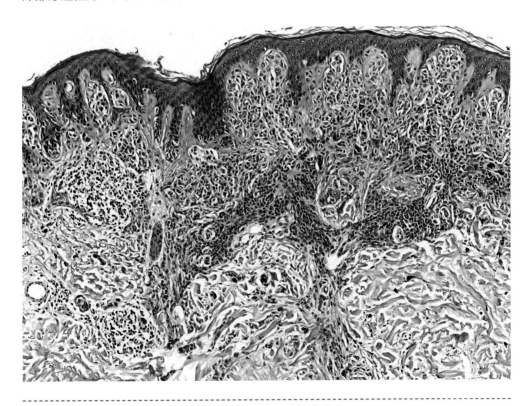

深部穿通性痣：真皮上部为普通型黑素细胞痣（复合痣）

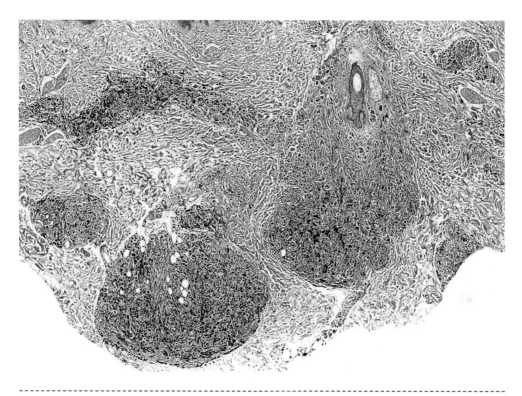

深部穿通性痣：真皮深部肿瘤呈楔形，有较多色素

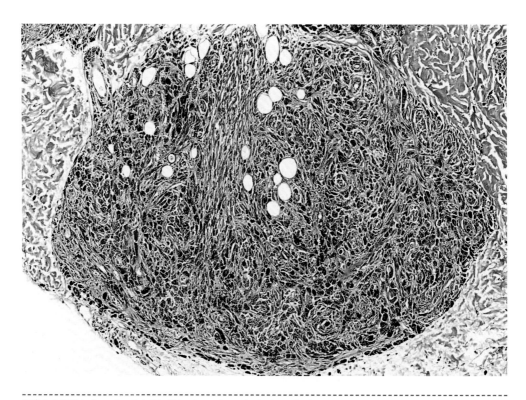

深部穿通性痣：主要由梭形细胞组成，富含大量色素

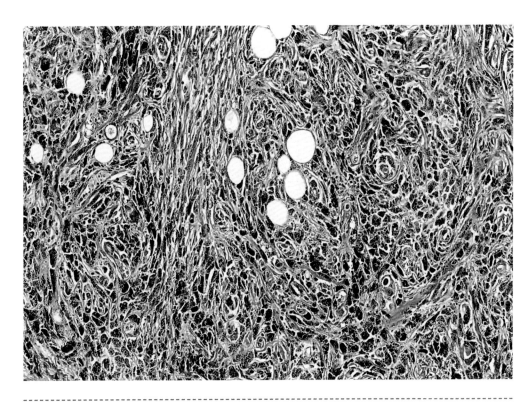

深部穿通性痣： 主要由色素性梭形细胞组成，富含大量色素

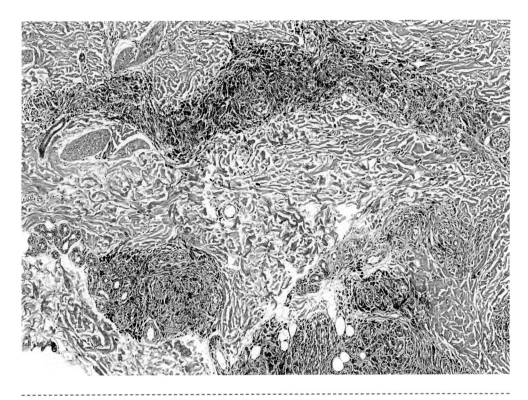

深部穿通性痣： 伴随血管及外泌汗腺生长，呈束状或丛状外观

51. 联合痣
Combined nevus

➢ 同一皮损内存在不同黑素细胞痣的亚型
➢ 以普通型黑素细胞痣合并深部穿通性痣多见
➢ 可以是普通型色素痣合并普通型蓝痣、Spitz痣或者色素性梭形细胞痣
➢ 临床上为单发的黑褐色的丘疹或结节

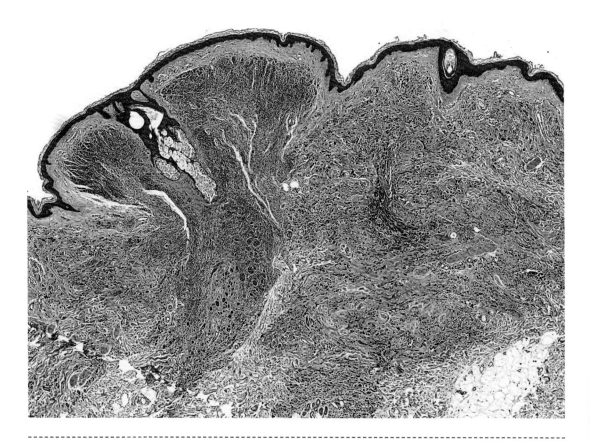

联合痣： 普通型色素痣合并蓝痣

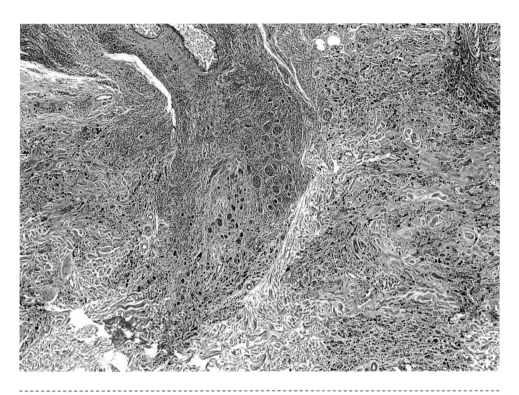

联合痣： 普通型色素痣合并蓝痣

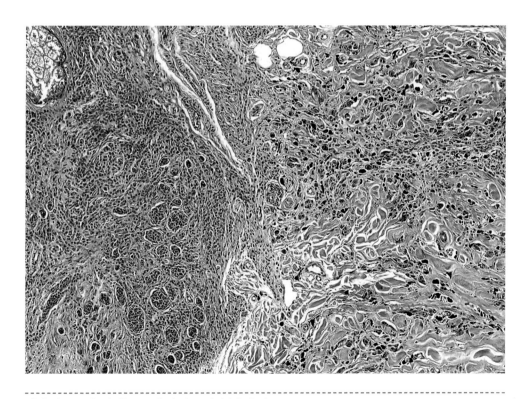

联合痣： 左侧为普通型色素痣，右侧为蓝痣

52. Reed色素性梭形细胞瘤
Pigmented spindle cell tumor of Reed

➢ 可能是Spitz痣的变异型
➢ 为交界痣或复合痣
➢ 皮损高度对称
➢ 累及真皮的深度极为均一
➢ 细胞多为梭形，多垂直向上成巢
➢ 交界处痣细胞巢可呈特征性梨形外观
➢ 有较多的色素
➢ 常累及真皮乳头，但不单独局限于真皮
➢ 皮损侧缘清晰
➢ 真皮浅层常有炎症细胞浸润
➢ 容易误诊为恶性黑素瘤
➢ 临床为暗棕色或黑色的丘疹或斑块

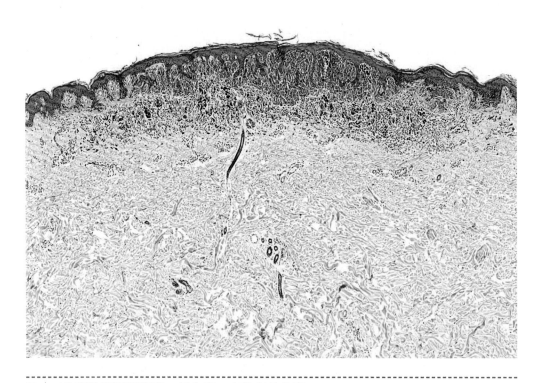

Reed色素性梭形细胞瘤：复合痣，有较多的色素

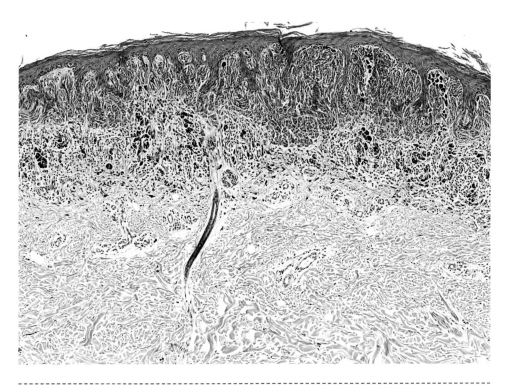

Reed色素性梭形细胞瘤： 交界处痣细胞巢部分呈梨形外观，有较多的色素

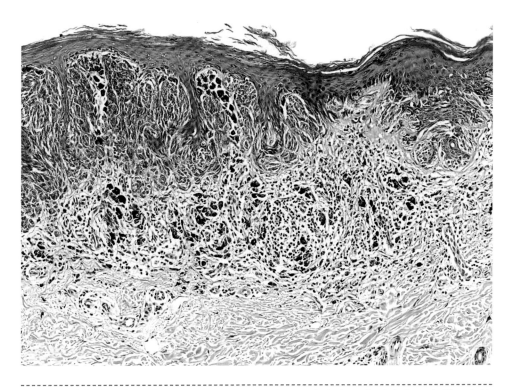

Reed色素性梭形细胞瘤： 交界处痣细胞以梭形细胞为主，多垂直向上成巢，有较多的色素，真皮上部有炎症细胞浸润

53. 结缔组织增生性Spitz痣
Desmoplastic Spitz nevus

➢ 痣细胞多呈楔形浸润
➢ 多位于真皮乳头层，也可深达真皮深部
➢ 细胞有不同程度的多形性
➢ 表现为梭形细胞、圆形细胞、上皮样细胞
➢ 细胞质丰富，呈嗜酸性
➢ 真皮浅层可有Spitz痣样细胞
➢ 可出现巨细胞伴花环状核
➢ 间质结缔组织增生
➢ 临床表现为淡红色的丘疹或结节
➢ 质地较硬

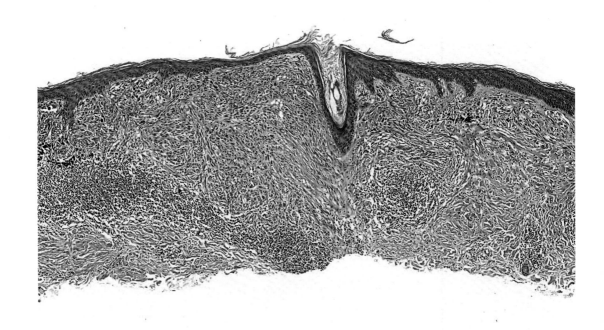

结缔组织增生性Spitz痣：肿瘤细胞位于真皮内，呈楔形

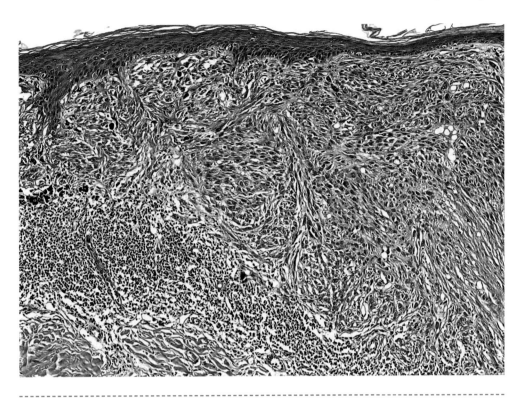

结缔组织增生性Spitz痣： 梭形及上皮样Spitz痣样细胞

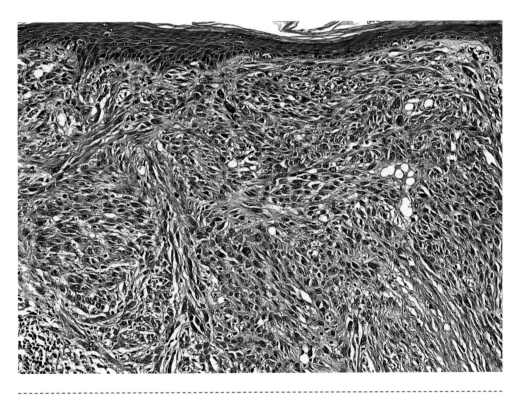

结缔组织增生性Spitz痣： 可见梭形及上皮样Spitz痣样细胞，呈束状

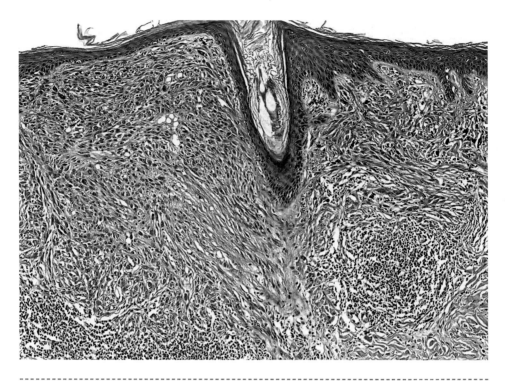

- -

结缔组织增生性Spitz痣：梭形及上皮样Spitz痣样细胞，间质结缔组织增生及炎症细胞浸润

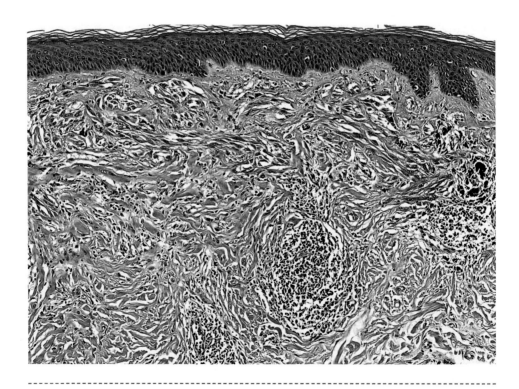

- -

结缔组织增生性Spitz痣：梭形细胞呈束状，间质结缔组织增生及炎症细胞浸润

54. 上皮样蓝痣
Epithelioid blue nevus

➢ 是蓝痣的少见变异型，最常发生于Carney综合征患者
➢ 真皮内界限不清的团块，偶可累及脂肪层
➢ 由大小不同、富含色素的球形细胞和含少量色素的多角形细胞混合组成
➢ 可单个或成排排列，位于真皮胶原束间
➢ 可累及附属器
➢ 好发于四肢和躯干
➢ 常为单发蓝色至黑色或紫色的圆顶状丘疹

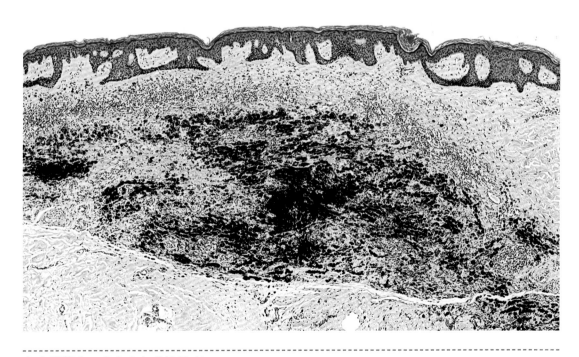

上皮样蓝痣：真皮内色素性肿瘤

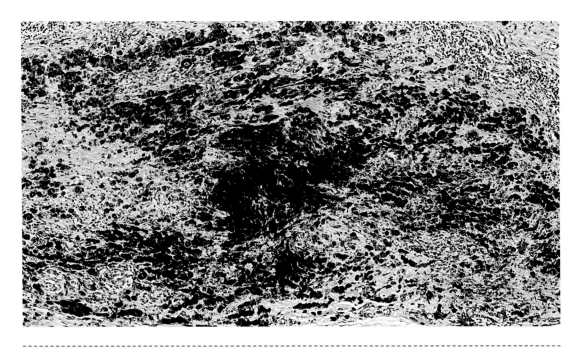

上皮样蓝痣： 由大小不同、富含色素的球形细胞和含少量色素的多角形细胞混合组成

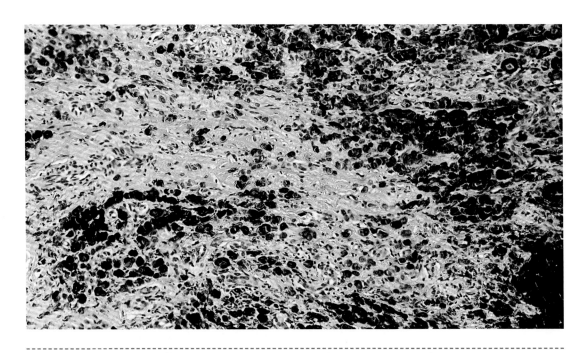

上皮样蓝痣： 主要由富含色素的球形细胞和含少量色素的多角形细胞混合组成

55. 恶性雀斑样痣
Lentigo maligna

➢ 表皮萎缩
➢ 真皮日光弹力纤维变性
➢ 真皮浅层可见噬黑素细胞
➢ 表皮真皮交界处可见异型黑素细胞
➢ 黑素细胞呈多形性、不规则状、多角形
➢ 不成巢的黑素细胞数量超过成巢的黑素细胞
➢ 交界处可见多核瘤巨细胞
➢ 异型黑素细胞可在表皮内佩吉特样扩散
➢ 可侵及毛囊及汗腺导管上皮
➢ 真皮浅层炎症细胞多呈苔藓样浸润
➢ 好发于老年人日光暴露部位
➢ 为黑褐色的斑疹或微隆起的斑块

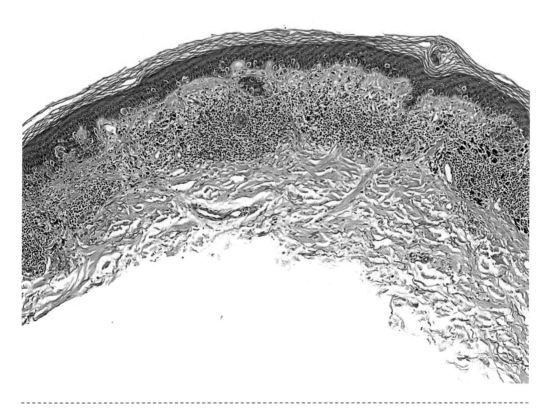

恶性雀斑样痣：表真皮交界处可见异型黑素细胞，真皮浅层炎症细胞呈苔藓样浸润

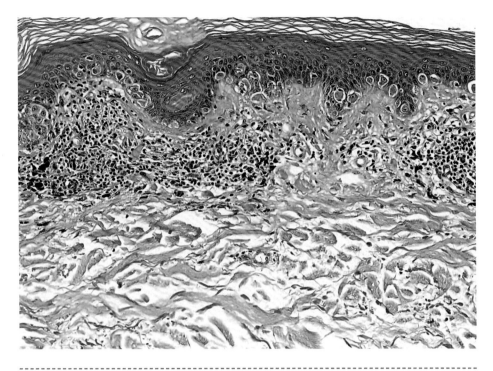

恶性雀斑样痣：表皮真皮交界处异型黑素细胞，多不成巢分布，部分细胞在表皮内佩吉特样扩散，真皮浅层可见噬黑素细胞及炎症细胞浸润

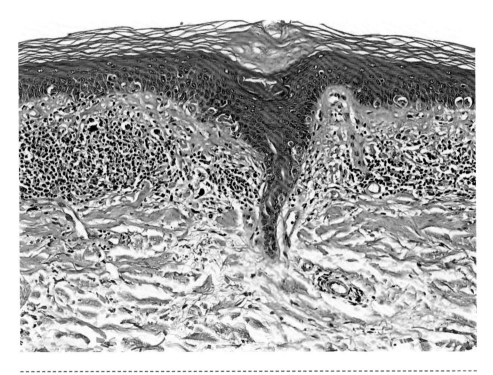

恶性雀斑样痣：表皮真皮交界处可见异型黑素细胞，散在分布，肿瘤细胞侵及汗管上皮，真皮浅层可见噬黑素细胞及炎症细胞浸润

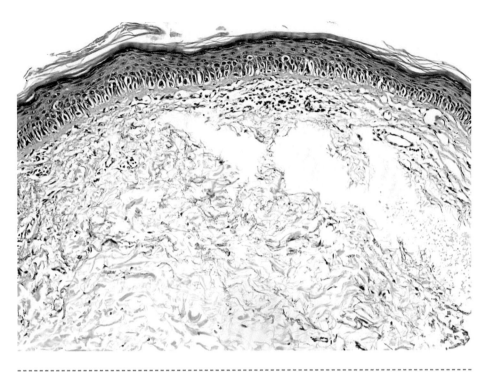

恶性雀斑样痣：表皮萎缩，表皮真皮交界处可见异型黑素细胞，真皮浅层日光弹力纤维变性

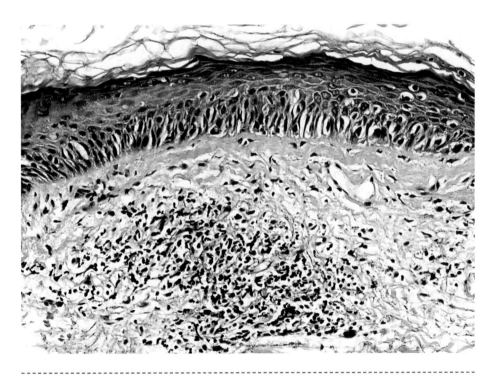

恶性雀斑样痣：表皮萎缩，表皮真皮交界处可见异型黑素细胞，部分细胞在表皮内佩吉特样扩散

56. 浅表扩散性原位恶性黑素瘤
Superficial spreading malignant melanoma in situ

➢ 瘤细胞位于表皮内
➢ 单个或巢状在表皮内扩散性分布
➢ 瘤细胞巢形状各异
➢ 瘤细胞巢分布不均匀
➢ 通常左右不对称
➢ 表皮突间瘤团可相互融合
➢ 可见有丝分裂及细胞异型性
➢ 常见于男性背部及女性小腿
➢ 为蓝黑色斑片

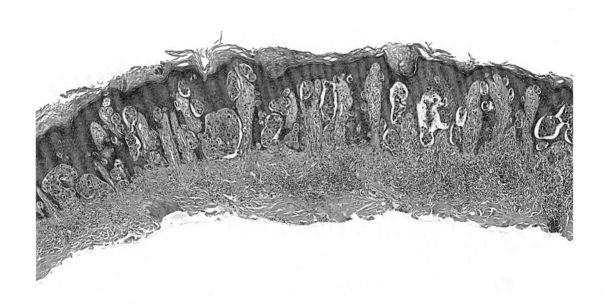

浅表扩散性原位恶性黑素瘤：瘤细胞位于表皮内，呈巢状分布，水平扩散

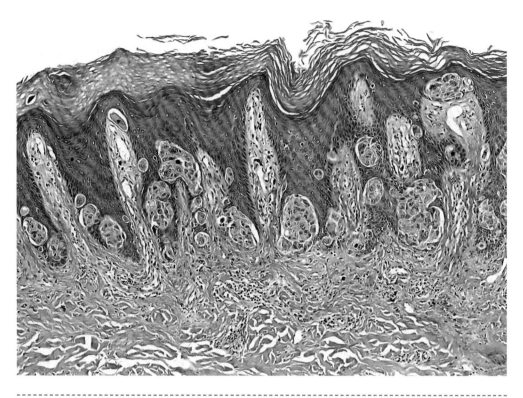

浅表扩散性原位恶性黑素瘤：瘤细胞位于表皮内，多呈巢状分布

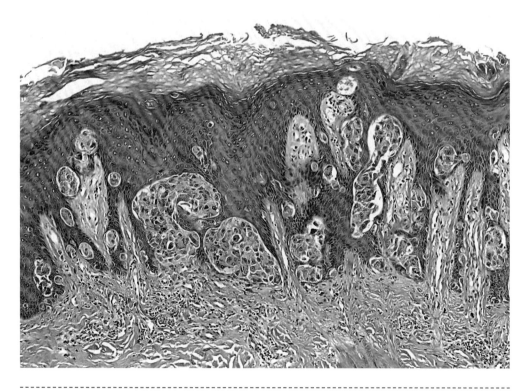

浅表扩散性原位恶性黑素瘤：表皮内肿瘤细胞巢大小不一

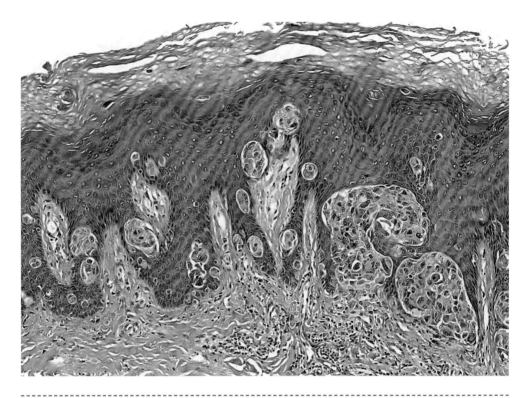

浅表扩散性原位恶性黑素瘤：表皮内肿瘤细胞巢大小不一，形态各异

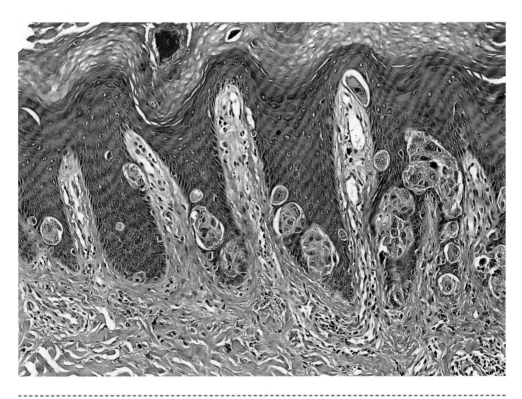

浅表扩散性原位恶性黑素瘤：部分表皮内肿瘤细胞呈佩吉特样扩散

57. 气球状细胞恶性黑素瘤
Balloon cell malignant melanoma

- ➤ 肿瘤常累及表皮
- ➤ 肿瘤常呈小叶状向真皮内生长，中间结缔组织分隔
- ➤ 瘤细胞大，呈圆形或多角形
- ➤ 含有丰富的胞质，胞质透明，呈气球状
- ➤ 细胞呈轻中度异型性
- ➤ 核丝分裂较少
- ➤ 应与皮脂腺癌、气球状黑素细胞痣、黄色瘤等透明细胞肿瘤鉴别
- ➤ 临床上与一般恶性黑素瘤无明显区别

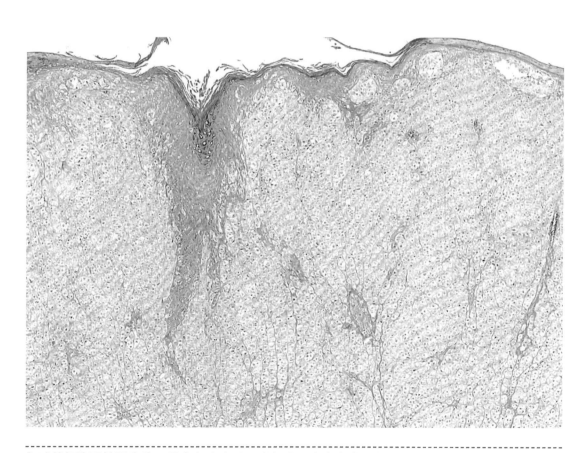

气球状细胞恶性黑素瘤： 肿瘤与表皮及毛囊相连，向真皮内生长

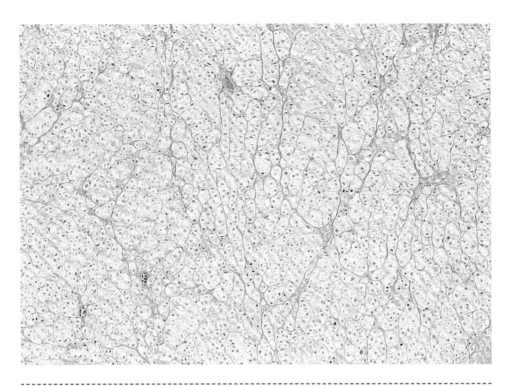

气球状细胞恶性黑素瘤：瘤细胞大，圆形或多角形，胞质透明，呈气球状

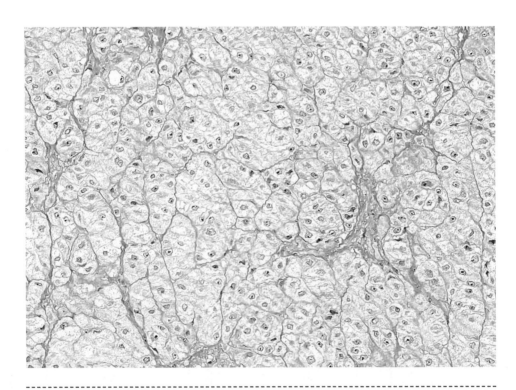

气球状细胞恶性黑素瘤：瘤细胞大，圆形或多角形，呈气球状，瘤细胞团周围可见纤维间隔

58. 毛囊性恶性黑素瘤
Follicular malignant melanoma

➢ 临床非常少见
➢ 是恶性黑素瘤的少见病理类型
➢ 恶性黑素瘤细胞沿毛囊向下生长
➢ 可以侵及部分或全部毛囊
➢ 周围真皮可有肿瘤细胞
➢ 肿瘤内常有色素
➢ 好发于老年鼻部
➢ 临床上似粉刺或者囊肿

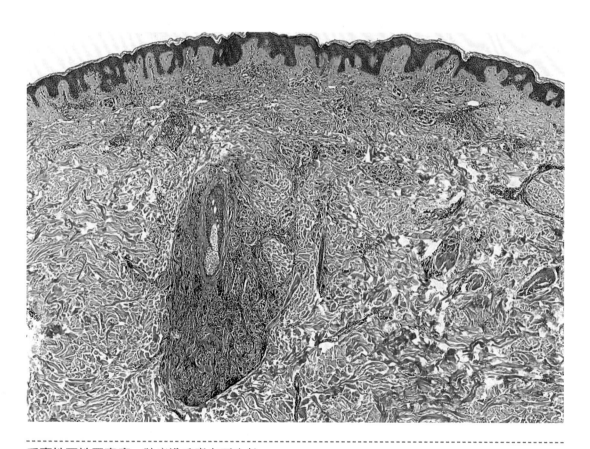

毛囊性恶性黑素瘤： 肿瘤沿毛囊向下生长

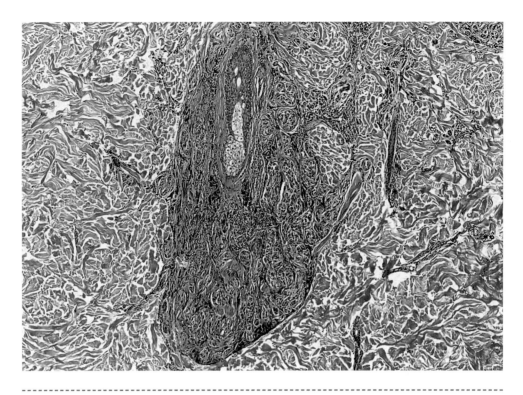

毛囊性恶性黑素瘤： 肿瘤细胞沿毛囊向下生长

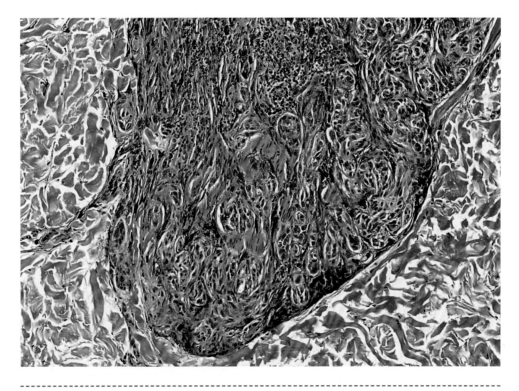

毛囊性恶性黑素瘤： 肿瘤由上皮样细胞及梭形细胞组成，含有色素

59. 结缔组织增生性恶性黑素瘤
Desmoplastic melanoma

➢ 肿瘤浸润一般较深
➢ 表现为真皮或皮下结节
➢ 异型梭形细胞分布于胶原纤维束之间，多呈束状
➢ 瘤细胞形似成纤维细胞
➢ 细胞核有程度不等的多形性，可呈波浪状，弯曲形，可见核丝分裂
➢ 瘤细胞多无色素，偶尔在瘤细胞内可有少许色素颗粒
➢ 瘤细胞间质有较多的胶原纤维，可有黏液变性
➢ 瘤细胞及血管周围常有淋巴细胞、浆细胞浸润
➢ 可见结节状淋巴细胞浸润
➢ S100、SOX10及Vimentin染色多为阳性，HMB45染色多为阴性
➢ 表皮与真皮交界处可有恶性雀斑样痣表现
➢ 多位于头颈部
➢ 为无色素的浸润斑块或结节

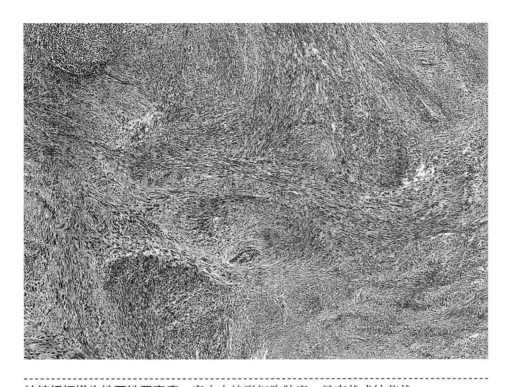

结缔组织增生性恶性黑素瘤：真皮内梭形细胞肿瘤，呈束状或结节状

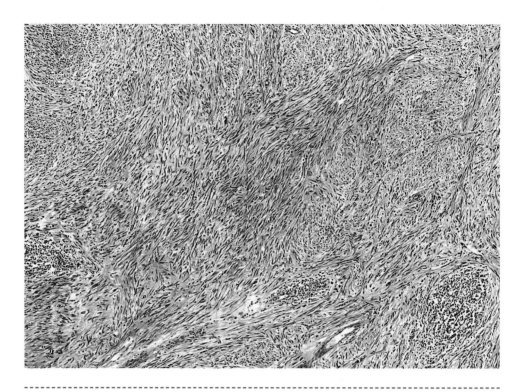

结缔组织增生性恶性黑素瘤：梭形肿瘤细胞，呈束状，可见结节状淋巴细胞浸润

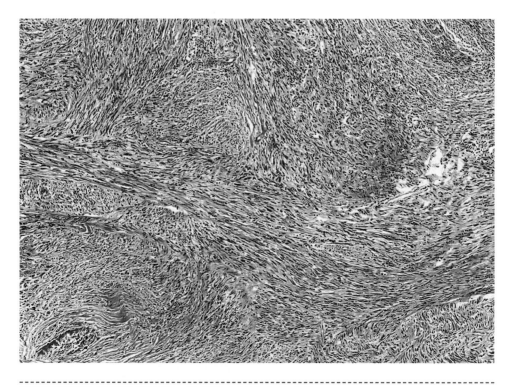

结缔组织增生性恶性黑素瘤：梭形肿瘤细胞多呈束状

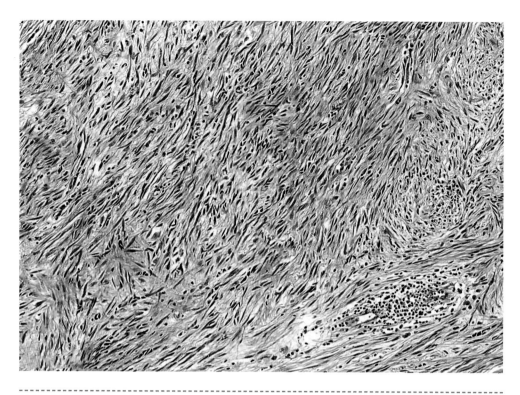

结缔组织增生性恶性黑素瘤：肿瘤细胞呈梭形，可见淋巴细胞浸润

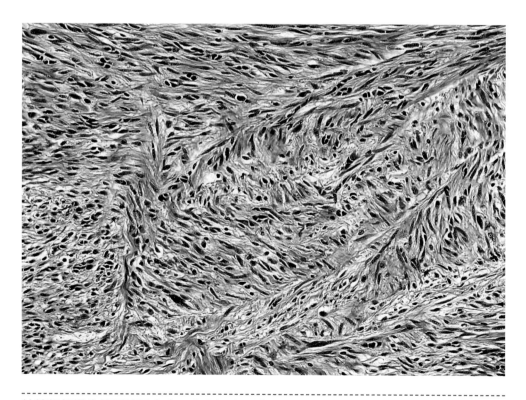

结缔组织增生性恶性黑素瘤：肿瘤细胞呈梭形，可见异型细胞

60. 透明细胞肉瘤
Clear cell sarcoma

➢ 又称软组织恶性黑色素瘤（malignant melanoma of soft parts）
➢ 是黑素瘤的少见类型
➢ 肿瘤多位于软组织中
➢ 瘤细胞呈巢状或呈束状，常被纤维组织分隔
➢ 瘤细胞呈卵圆形或梭形，胞质透明或嗜酸性，可有多核瘤巨细胞
➢ 细胞有异型性
➢ S-100、HMB-45、vimentin染色阳性
➢ 多见于年轻人
➢ 好发于四肢远端
➢ 足部多见，常位于肌腱或滑膜附近
➢ 表现为逐渐增大的肿块

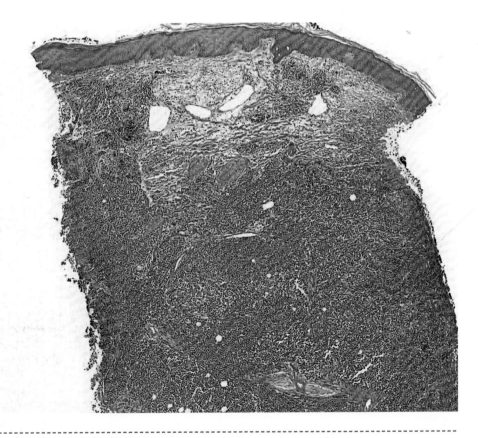

透明细胞肉瘤：肿瘤位于真皮中下部

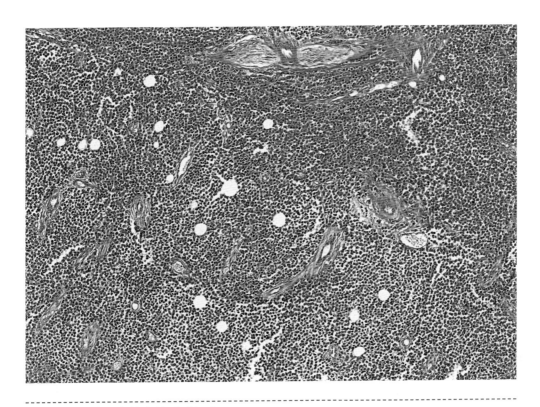

透明细胞肉瘤：有较多的透明细胞

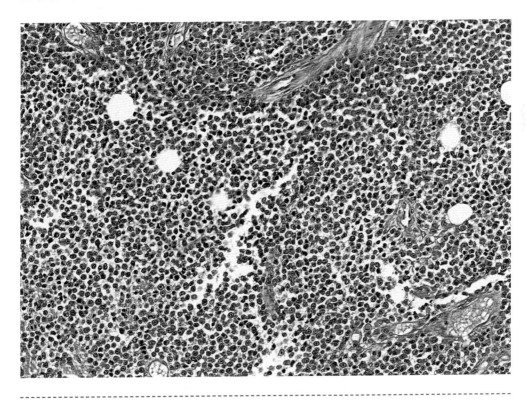

透明细胞肉瘤：肿瘤细胞呈圆形或卵圆形，胞质透明

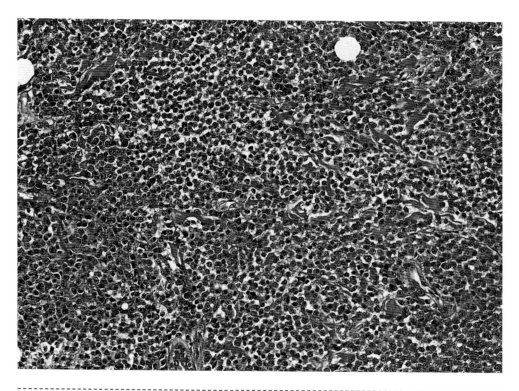

透明细胞肉瘤：肿瘤细胞呈圆形或卵圆形，部分细胞胞质透明

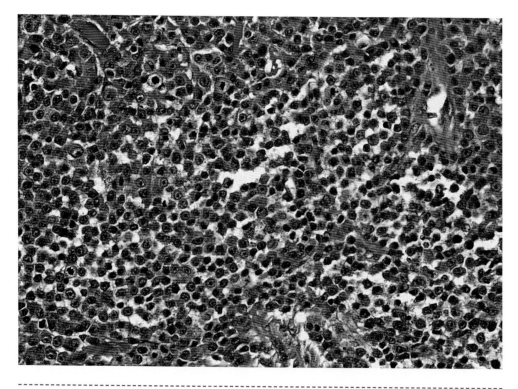

透明细胞肉瘤：肿瘤细胞呈圆形或卵圆形，部分细胞胞质透明或呈嗜酸性

61. 基底样黑素细胞肿瘤
Basomelanocytic tumor

➤ 是一种罕见复合双相肿瘤
➤ 多位于真皮上部
➤ 可与表皮相连
➤ 肿瘤为基底细胞癌，同时在基底细胞癌瘤体内有恶性黑素瘤
➤ 恶性黑素瘤细胞可呈巢状分布也可散在分布
➤ 表皮内可有黑素瘤细胞
➤ 临床少见
➤ 表现为褐色的丘疹或结节

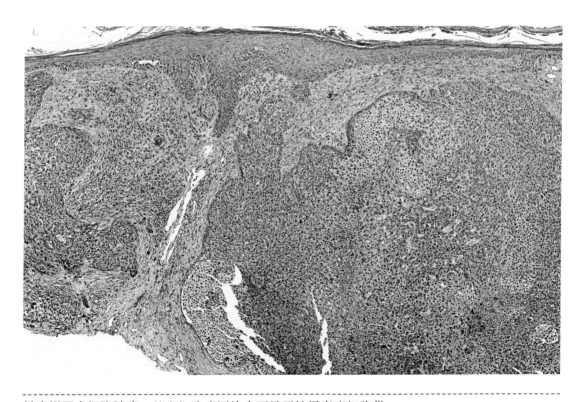

基底样黑素细胞肿瘤： 基底细胞癌团块内可见恶性黑素瘤细胞巢

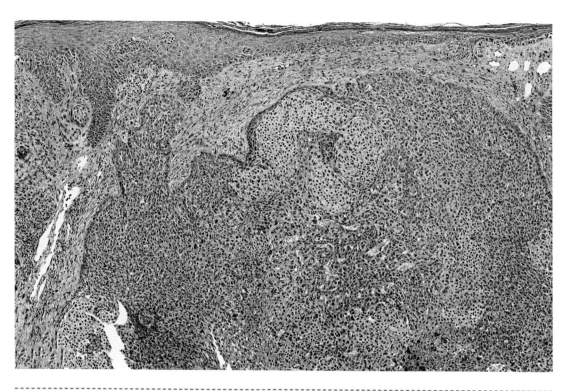

基底样黑素细胞肿瘤： 基底细胞癌团块内可见恶性黑素瘤细胞巢

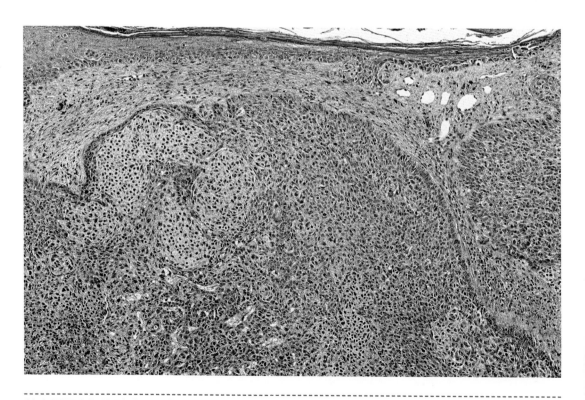

基底样黑素细胞肿瘤： 基底细胞癌团块内可见恶性黑素瘤细胞巢

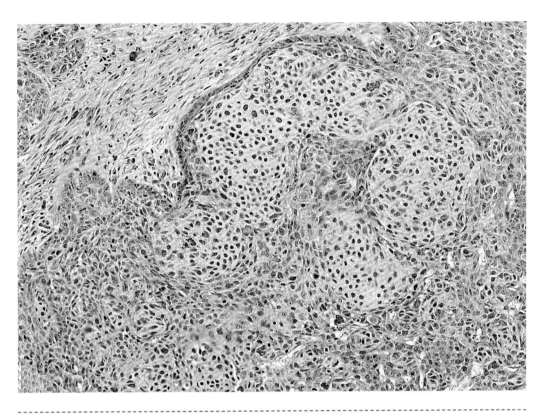

基底样黑素细胞肿瘤： 基底细胞癌团块内可见恶性黑素瘤细胞巢

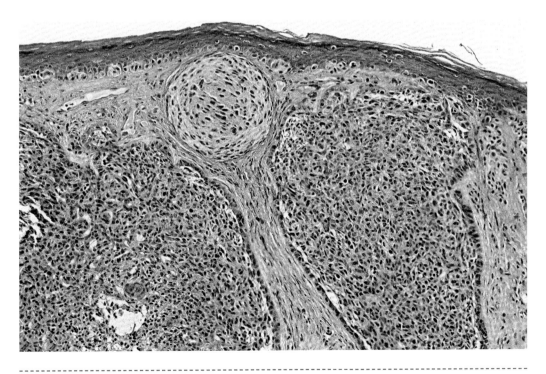

基底样黑素细胞肿瘤： 表皮内可见佩吉特样扩散的黑素瘤细胞

62. 动脉瘤样纤维组织细胞瘤
Aneurysmal fibrous histiocytoma

➤ 又称为硬化性血管瘤
➤ 真皮内成纤维细胞肿瘤，与常见皮肤纤维瘤病理表现类似
➤ 肿瘤内有不规则的腔隙，内含较多的红细胞
➤ 管腔或腔隙未见血管壁及血管内皮细胞
➤ 纤维组织间可见红细胞及含铁血黄素
➤ 临床上容易误诊为血管性肿瘤
➤ 表现为蓝褐色结节，好发于上肢

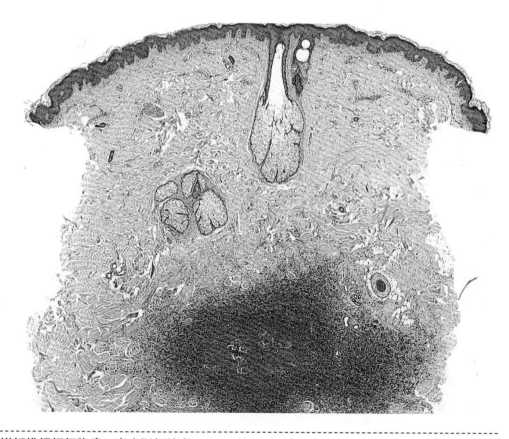

动脉瘤样纤维组织细胞瘤：真皮深部肿瘤

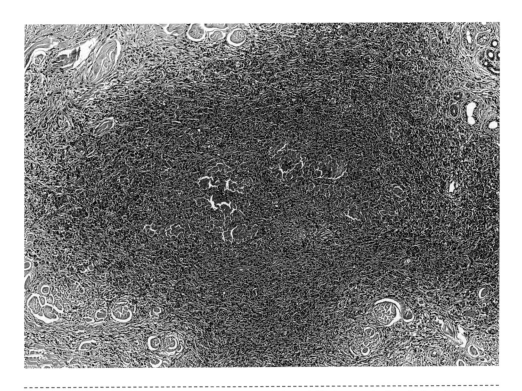

动脉瘤样纤维组织细胞瘤： 真皮内纤维细胞肿瘤，瘤体内可见腔隙，内有大量红细胞

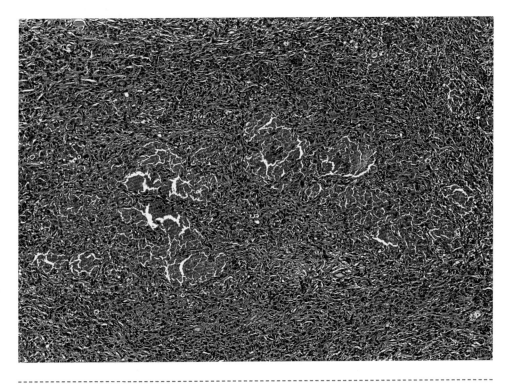

动脉瘤样纤维组织细胞瘤： 真皮内纤维细胞肿瘤，瘤体内可见腔隙，内有红细胞，
未见血管壁及血管内皮细胞，纤维组织间可见较多红细胞及含铁血黄素

63. 席纹状胶原瘤
Storiform collagenoma

- ➤ 来源于成纤维细胞的肿瘤，又称硬化性纤维瘤（sclerotic fibroma）
- ➤ 真皮内境界清楚的结节
- ➤ 胶原纤维增生，排列成席纹状或同心圆状
- ➤ 胶原束间可见明显的裂隙
- ➤ 免疫组化：Vimentin（＋），CD34（＋）
- ➤ 多见于中青年
- ➤ 好发部位为面、颈、四肢
- ➤ 表现为单发缓慢生长的粉红色或肤色结节

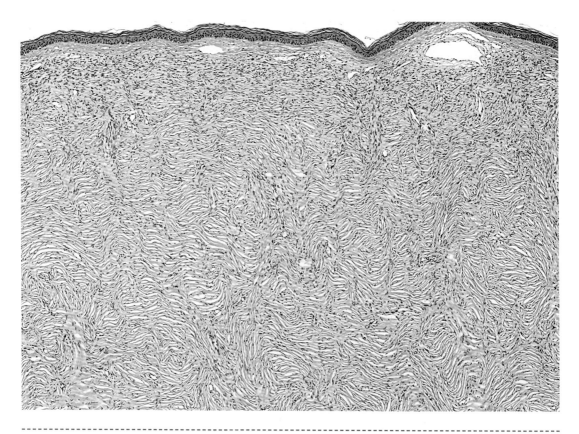

席纹状胶原瘤： 真皮内胶原束呈席纹状排列，胶原束间可见裂隙

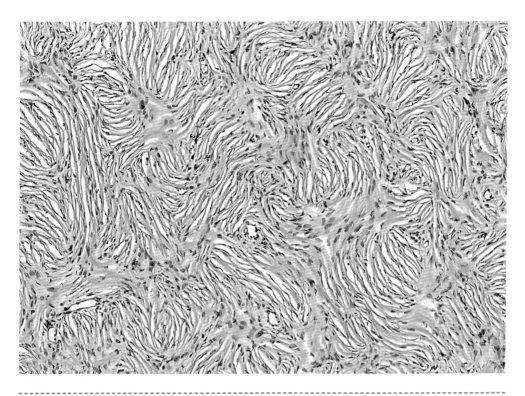

席纹状胶原瘤：真皮内胶原束呈席纹状排列，胶原束间可见裂隙

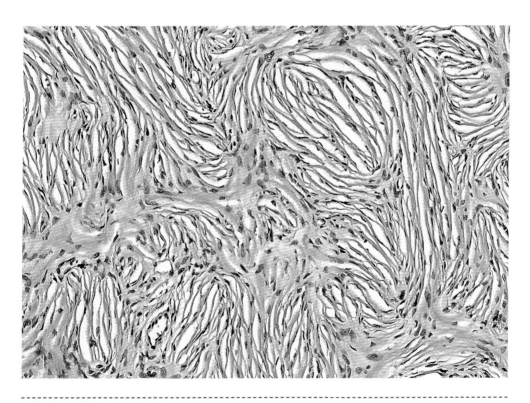

席纹状胶原瘤：胶原束间可见裂隙

64. 指状纤维角化瘤
Digital fibrokeratoma

➢ 肿物呈指状

➢ 两侧表皮可呈衣领状外观

➢ 表皮角化过度，棘层肥厚

➢ 皮突增多、延长

➢ 真皮内可见胶原纤维增生，相互交织

➢ 可伴有血管增生

➢ 病理上应与残留的多指（趾）症鉴别

➢ 临床上为指状或半球形隆起皮面的纤维性肿物，呈外生性生长

➢ 基底较窄

➢ 好发于手指、脚趾

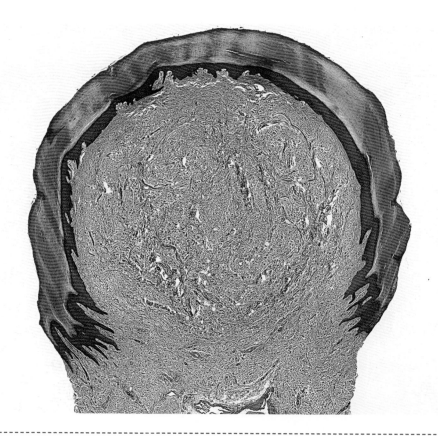

指状纤维角化瘤： 皮损呈指状，两侧表皮可呈衣领状，表皮角化过度

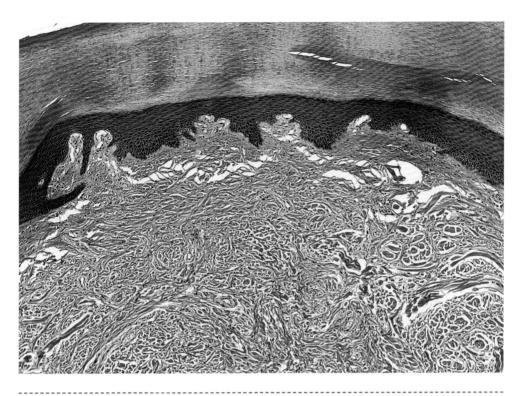

指状纤维角化瘤： 表皮角化过度，棘层肥厚，皮突增多、延长，真皮内胶原纤维束增生

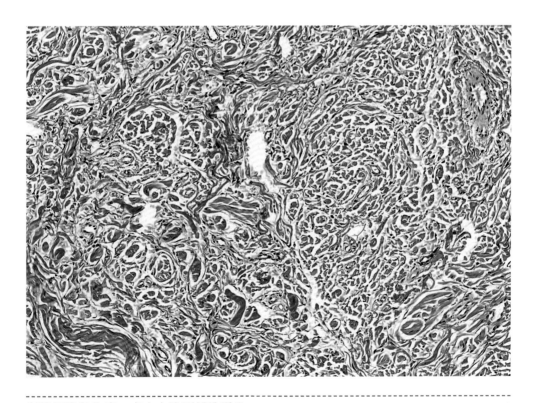

指状纤维角化瘤： 真皮内胶原纤维增生

65. 非典型纤维黄瘤
Atypical fibroxanthoma

➢ 瘤细胞位于真皮内，多与表皮有窄的无浸润带
➢ 常伴有表皮萎缩
➢ 瘤细胞排列紊乱，肿瘤细胞呈多形性
➢ 肿瘤细胞多呈梭形，也可呈上皮样
➢ 肿瘤中可出现黄瘤细胞、组织细胞，也可出现骨样细胞、软骨样细胞、颗粒细胞等
➢ 常有非常明显的核分裂象
➢ 常可见多核细胞，异型性明显
➢ 肿瘤细胞角蛋白染色阴性，CD68、CD99染色阳性
➢ 好发于老年人
➢ 多为头颈部外生性结节

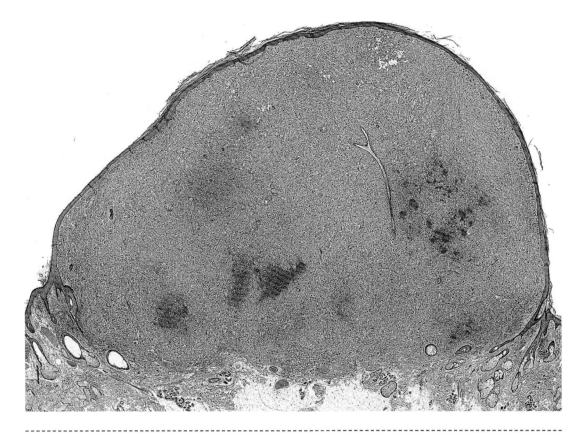

非典型纤维黄瘤：为突出皮面的结节

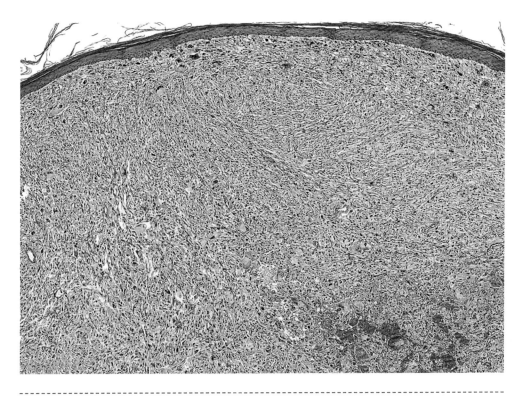

非典型纤维黄瘤：真皮内肿物，可见较多梭形细胞

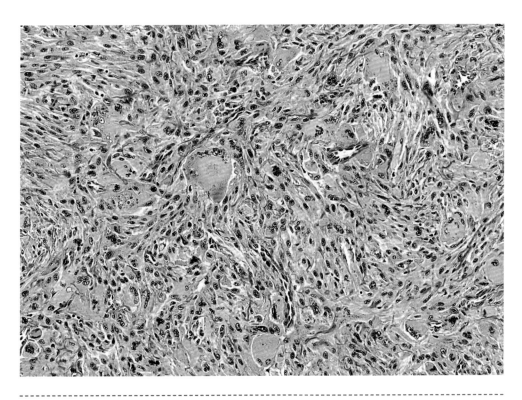

非典型纤维黄瘤：可见较多梭形细胞及多核泡沫状细胞

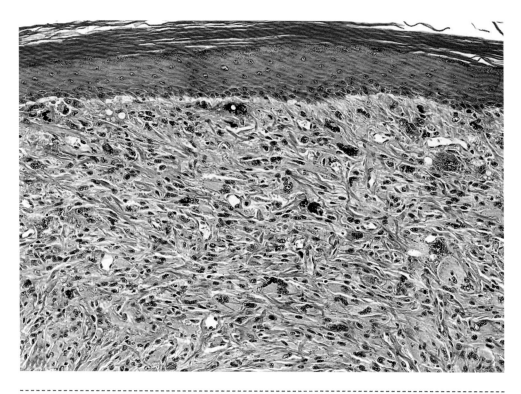

非典型纤维黄瘤：表皮不受累，真皮内可见较多异型细胞

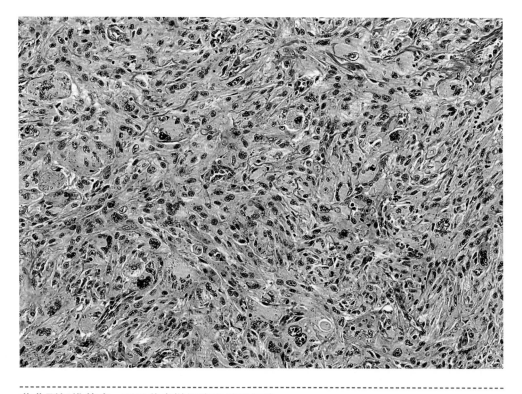

非典型纤维黄瘤：可见黄瘤样细胞及异型细胞

66. 隆凸性皮肤纤维肉瘤
Dermatofibrosarcoma protuberans

➢ 常伴有表皮萎缩

➢ 真皮上部常有一无浸润带

➢ 车轮状或旋涡状的梭形细胞在真皮内增生是本病的特点

➢ 细胞常有轻度至中度的异型性

➢ 可见核分裂象

➢ 部分可出现黏液样改变或出现色素

➢ 瘤细胞CD34染色多为阳性，而FXⅢa染色为阴性

➢ 男性好发

➢ 表现为红棕色坚硬的丘疹、结节或斑块

➢ 多发生于躯干和四肢近端

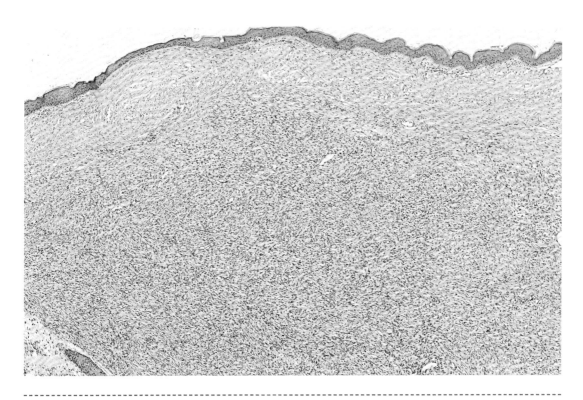

隆凸性皮肤纤维肉瘤： 肿瘤位于真皮

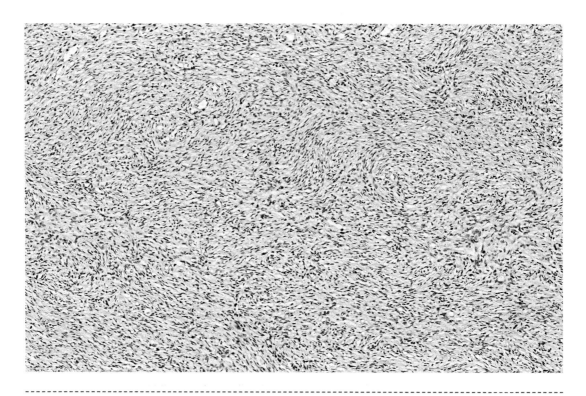

隆凸性皮肤纤维肉瘤： 为梭形细胞肿瘤，呈编织状

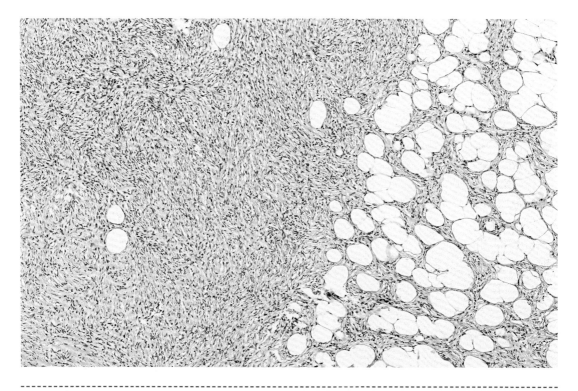

隆凸性皮肤纤维肉瘤： 肿瘤侵及脂肪层

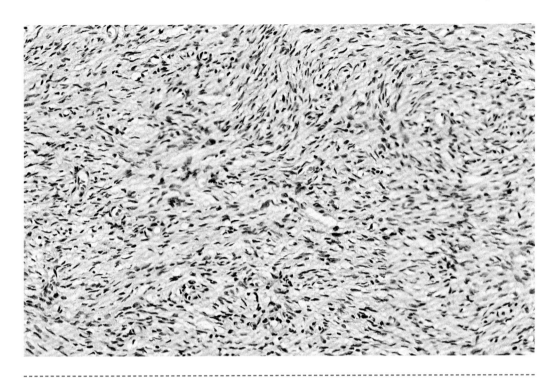

隆凸性皮肤纤维肉瘤：主要为梭形细胞，呈编织状，部分细胞有轻度异型性

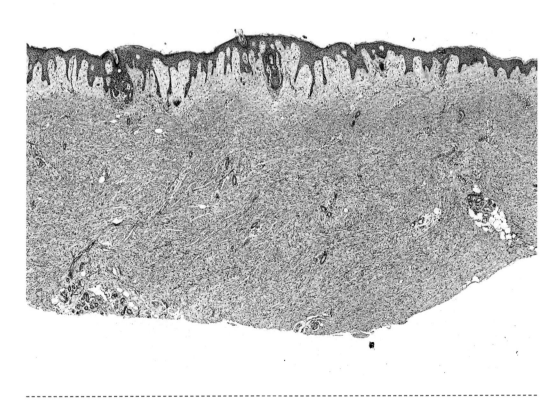

隆凸性皮肤纤维肉瘤：真皮内梭形细胞肿瘤，侵犯较深

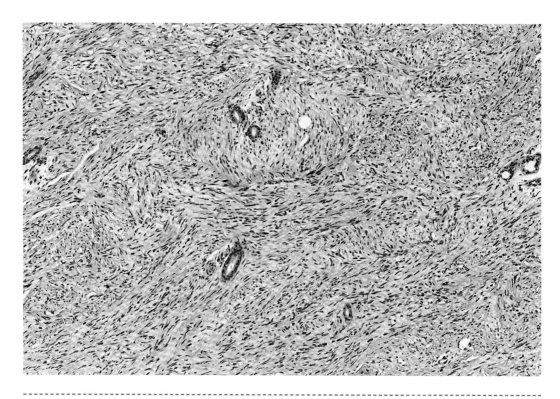

隆凸性皮肤纤维肉瘤： 梭形细胞呈编织状

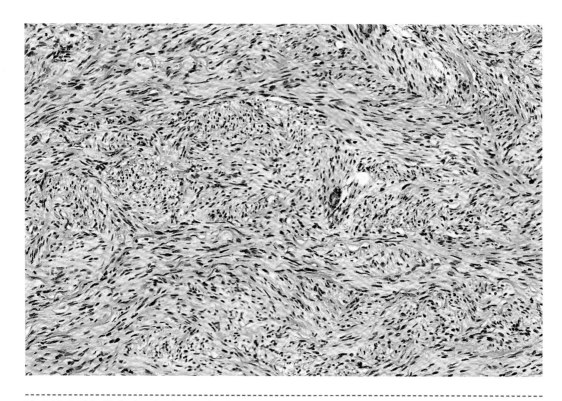

隆凸性皮肤纤维肉瘤： 部分细胞有异型性

67. 钙化性纤维性肿瘤
Calcifying fibrous tumor

➢ 又称为钙化性纤维性假瘤（calcifying fibrous pseudotumor）
➢ 表现为境界清楚的肿瘤团块
➢ 团块内可见不同程度钙化
➢ 团块内可见粗大、增生、玻璃样变性的胶原纤维
➢ 梭形成纤维细胞围绕钙化灶增生，可呈同心圆状排列
➢ 淋巴细胞及浆细胞为主的炎症细胞浸润，少数聚集成簇或形成生发中心
➢ 间质可见血管增生扩张
➢ 本病可累及皮肤及内脏组织器官
➢ 皮肤型以青少年多见，单发或多发，男性多于女性
➢ 好发于四肢、躯干、头颈部及腹股沟深部软组织内
➢ 表现为境界清楚的结节、斑块

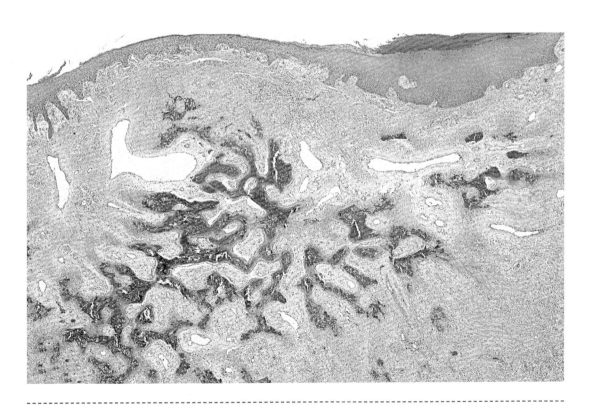

钙化性纤维性肿瘤：真皮内钙化，呈条索状

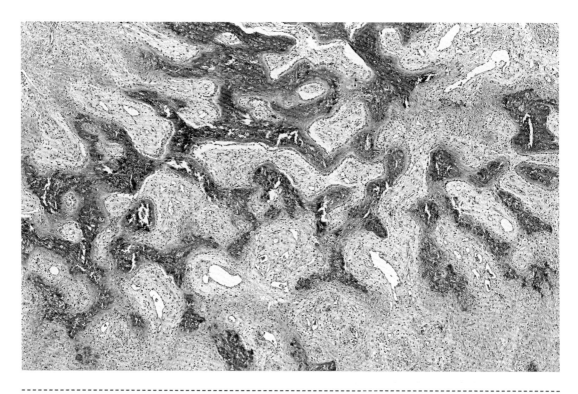

钙化性纤维性肿瘤：真皮内钙化，呈条索状

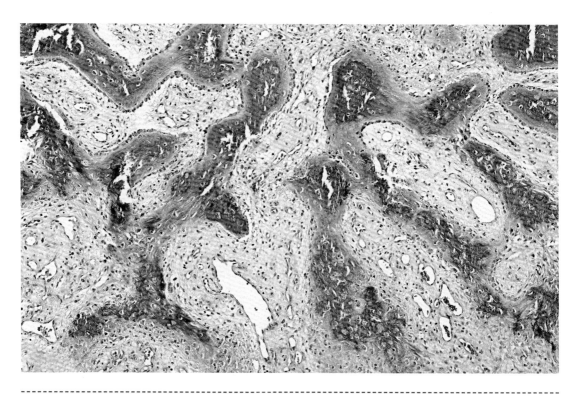

钙化性纤维性肿瘤：真皮内钙化，呈条索状，间质纤维组织增生，血管增生扩张

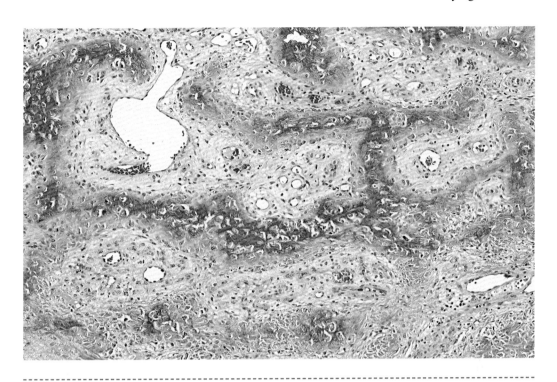

钙化性纤维性肿瘤： 间质血管增生扩张

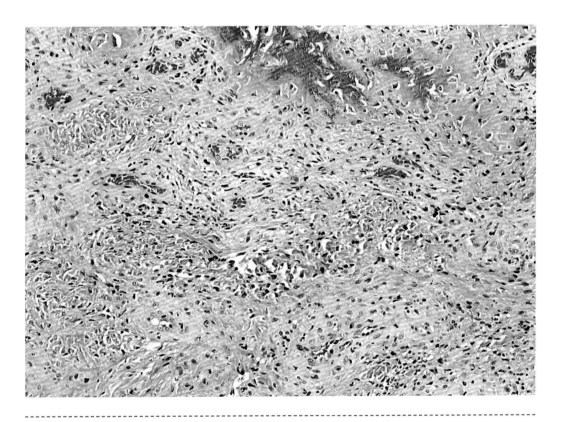

钙化性纤维性肿瘤： 周围间质可见成纤维细胞增生

68. 色素性神经纤维瘤
Pigmented neurofibroma

➢ 临床少见

➢ 病理上具有神经纤维瘤的病理特征

➢ 肿瘤组织中散在或簇集状分布的黑素细胞，胞质内可见黑素颗粒

➢ 黑素细胞多呈梭形

➢ 黑素细胞Mela-A染色阳性

➢ 临床上与常见的神经纤维瘤表现类似，皮损可较周围肤色深

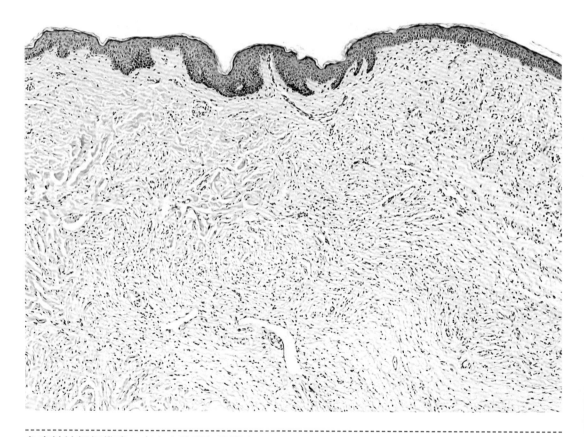

色素性神经纤维瘤： 真皮内梭形细胞增生

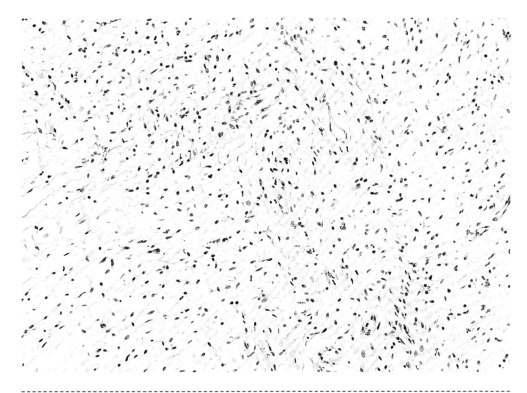

色素性神经纤维瘤： 神经纤维瘤内可见散在分布的梭形黑素细胞，色素颗粒明显

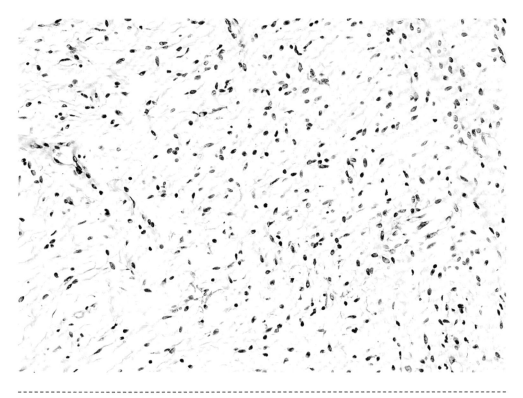

色素性神经纤维瘤： 神经纤维瘤内可见散在分布的梭形黑素细胞，色素颗粒明显

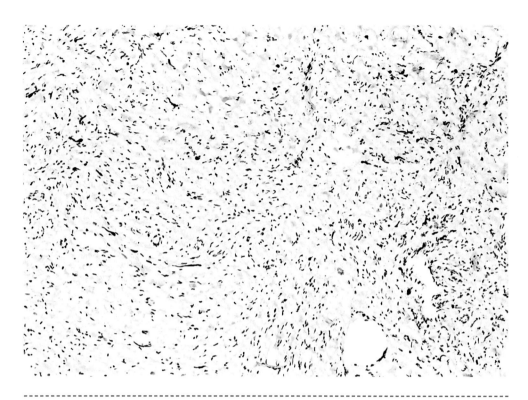

色素性神经纤维瘤： Mela-A染色可见较多梭形黑素细胞

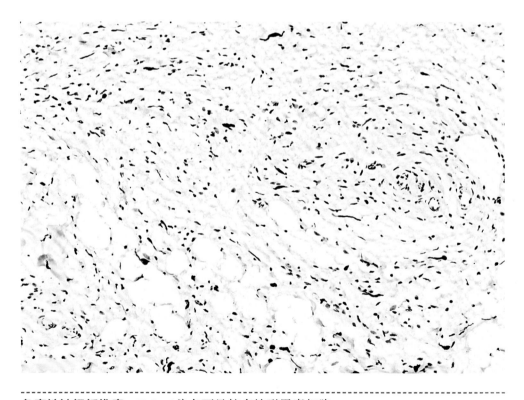

色素性神经纤维瘤： Mela-A染色可见较多梭形黑素细胞

69. 孤立性局限性神经瘤
Solitary circumscribed neuroma

➢ 又称为栅栏状包膜性神经瘤（palisaded encapsulated neuroma）
➢ 真皮内呈结节状或小叶状
➢ 肿瘤由神经束组成
➢ 肿瘤细胞核多呈梭形
➢ 瘤细胞团内可见裂隙
➢ 肿瘤细胞S100阳性
➢ 临床上表现为孤立性丘疹或结节
➢ 好发于成人
➢ 多见于面部

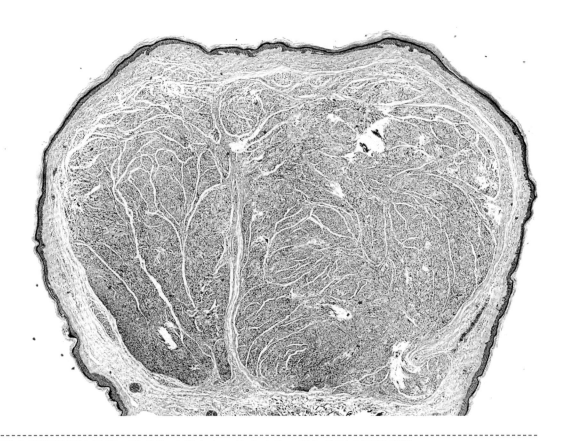

孤立性局限性神经瘤：肿瘤位于真皮内，呈小叶状，瘤细胞团内可见裂隙

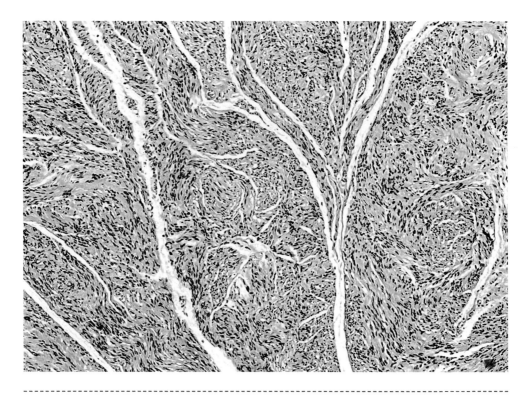

孤立性局限性神经瘤： 肿瘤由神经束组成，瘤细胞团内可见裂隙

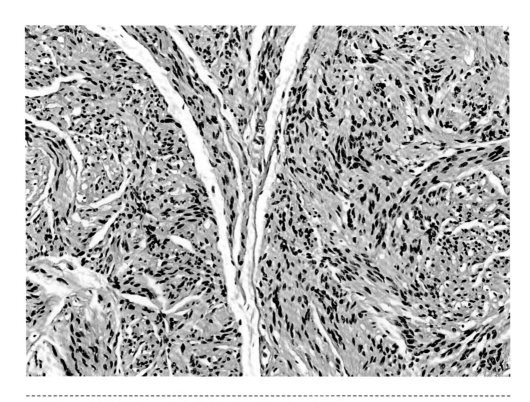

孤立性局限性神经瘤： 肿瘤由梭形细胞组成，多呈束状排列

70. 神经鞘瘤
Neurilemmoma

➢肿瘤位于真皮或皮下，境界清楚，常有纤维包膜

➢瘤组织具有两种形态即Antoni I 型和Antoni II 型

➢Antoni I 型为致密型，主要由栅栏状排列的梭形细胞构成，形成Verocay小体

➢Antoni II 型为疏松型，瘤体内杂乱排列的多形瘤细胞，不同程度的黏液变性

➢肿瘤细胞表达S-100、波形蛋白以及髓鞘碱性蛋白

➢好发于四肢屈侧

➢皮损为圆形或卵圆形的结节

➢一般无自觉症状

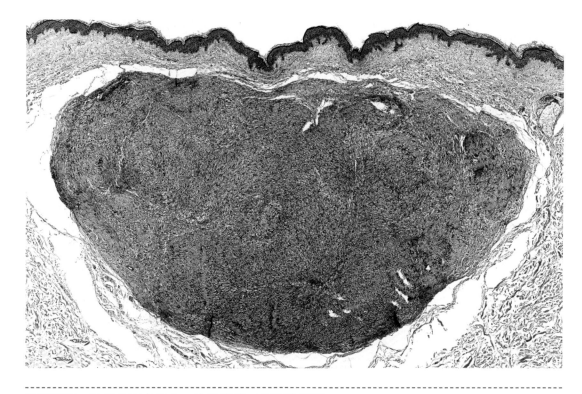

神经鞘瘤：肿瘤位于真皮内，境界清楚，有纤维包膜

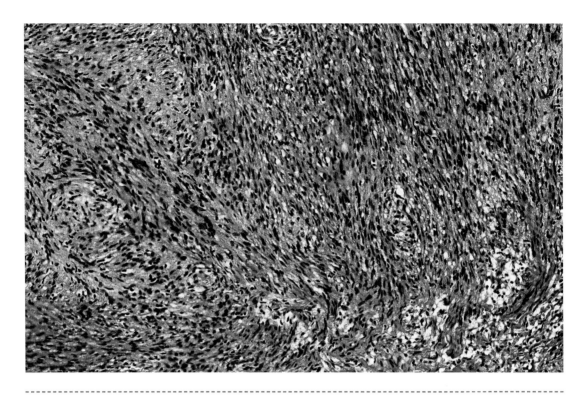

神经鞘瘤：Antoni Ⅰ型，主要由梭形细胞构成

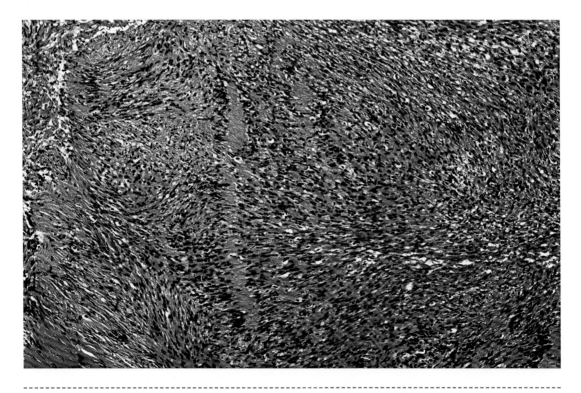

神经鞘瘤：Antoni Ⅰ型，可见梭形细胞呈栅栏状排列形成Verocay小体

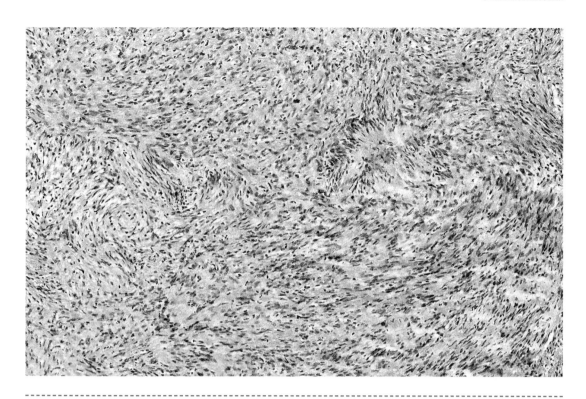

神经鞘瘤：Antoni Ⅰ型，由梭形细胞构成

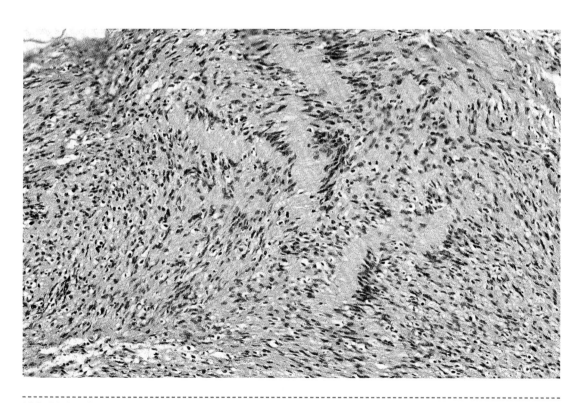

神经鞘瘤：栅栏状排列的梭形细胞形成Verocay小体

71. 细胞型神经鞘黏液瘤
Cellular neurothekeoma

➢ 虽然称为神经鞘黏液瘤，但是目前认为肿瘤并非来自神经组织
➢ 肿瘤在真皮内可呈结节状，也可在真皮胶原间片状、束状或散在分布
➢ 肿瘤细胞为上皮样细胞、小圆形细胞或梭形细胞
➢ 免疫组化：S100（－），CD10（＋），CD63（＋），D2-40（＋）
➢ 临床表现为单发丘疹或结节
➢ 好发于头面部
➢ 无自觉症状

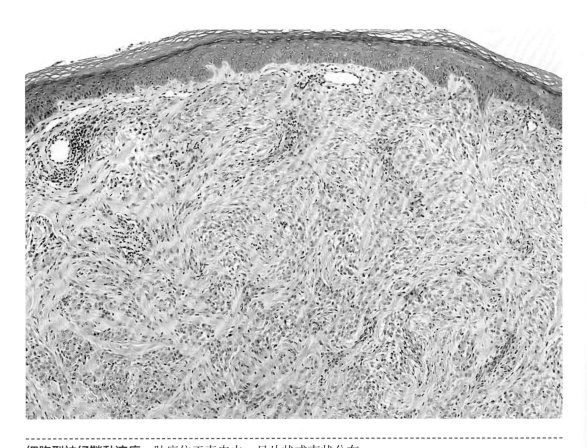

细胞型神经鞘黏液瘤： 肿瘤位于真皮内，呈片状或束状分布

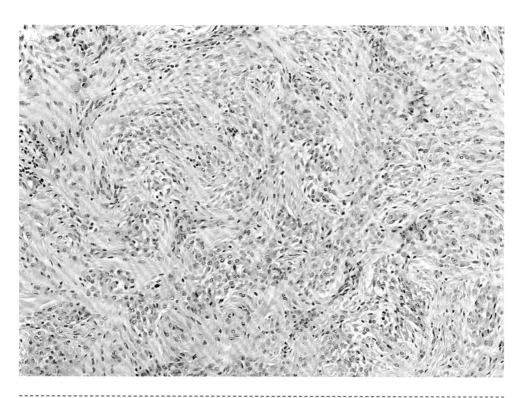

细胞型神经鞘黏液瘤： 肿瘤细胞以上皮样细胞为主，可见小圆形细胞或梭形细胞

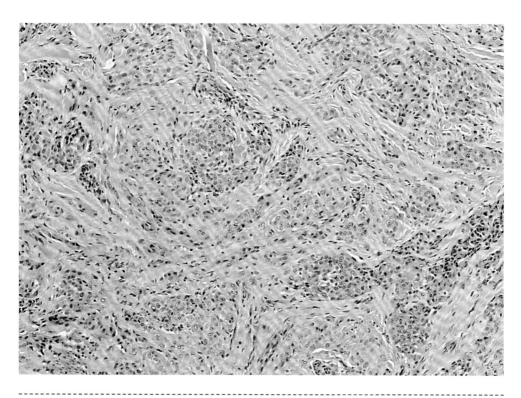

细胞型神经鞘黏液瘤： 肿瘤细胞以上皮样细胞为主，可见小圆形细胞或梭形细胞

72. 硬化性神经束膜瘤
Sclerosing perineurioma

➤ 起源于神经束膜细胞的良性肿瘤
➤ 硬化性神经束膜瘤是神经束膜瘤的一个特殊病理类型
➤ 肿瘤位于真皮或皮下，边界清楚
➤ 肿瘤细胞胞核较小，呈圆形或卵圆形，细胞间界限不清
➤ 肿瘤细胞呈条索状或小梁状，排列于显著硬化的胶原纤维之间
➤ 可见肿瘤细胞围绕薄壁小血管呈螺旋状或洋葱皮样排列
➤ 肿瘤细胞表达EMA、Claudin-1、GLUT-1等神经束膜细胞标志物
➤ 多见于青年人
➤ 好发部位为手指及手掌
➤ 表现为缓慢生长的孤立性结节，无自觉症状

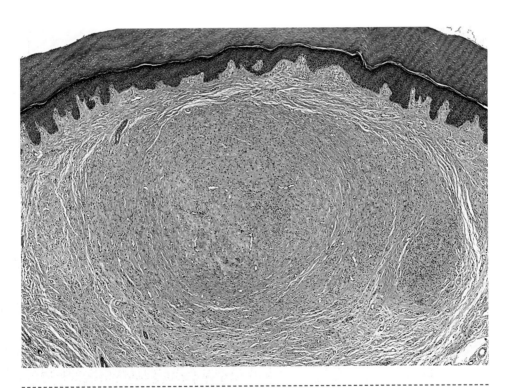

硬化性神经束膜瘤：肿瘤位于真皮内，边界清楚，无包膜，肿瘤细胞呈涡旋状、条索状排列

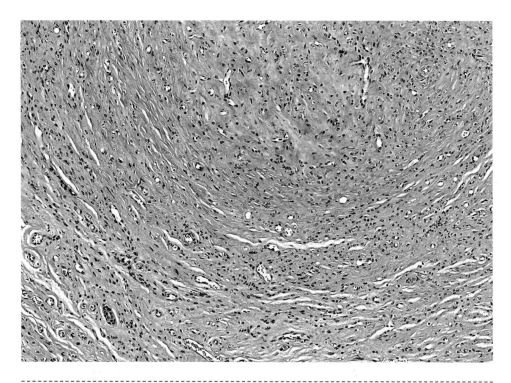

硬化性神经束膜瘤：部分肿瘤细胞呈涡旋状、条索状排列，周围可见胶原纤维增生硬化

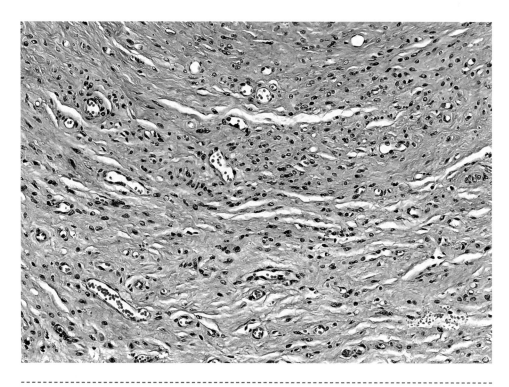

硬化性神经束膜瘤：肿瘤细胞核呈圆形或卵圆形

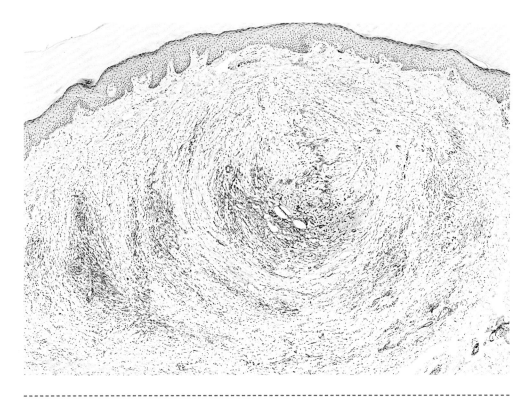

硬化性神经束膜瘤： 肿瘤细胞EMA（＋）

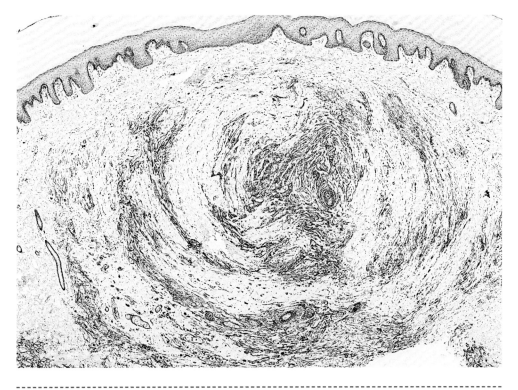

硬化性神经束膜瘤： 肿瘤细胞GLUT-1（＋）

73. 颗粒细胞瘤
Granular cell tumor

➤ 肿瘤位于真皮或皮下组织

➤ 瘤体没有包膜，界限不清

➤ 瘤细胞多呈片状分布在胶原纤维束之间

➤ 细胞间相互融合，细胞间界限不清

➤ 胞质呈嗜酸性，胞质中有较多细小的颗粒

➤ 有时可见核丝分裂

➤ 瘤细胞PAS及S-100、NSE、CD68染色阳性

➤ 病理上应与黄色瘤、网状组织细胞增生症鉴别

➤ 多发于成人，女性好发

➤ 常见于舌部，也可发生于乳腺以及其他软组织

➤ 常为单个坚实淡红色结节

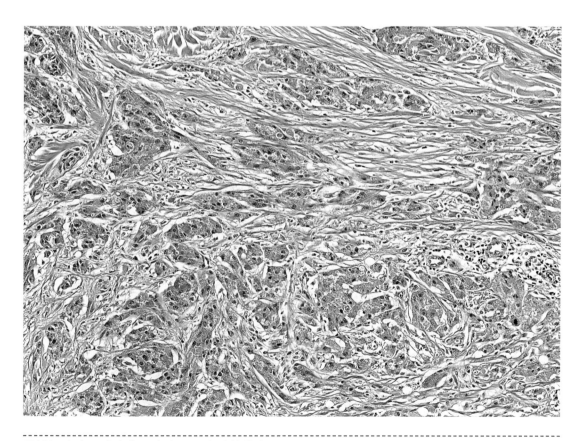

颗粒细胞瘤： 肿瘤位于真皮，呈小片状分布

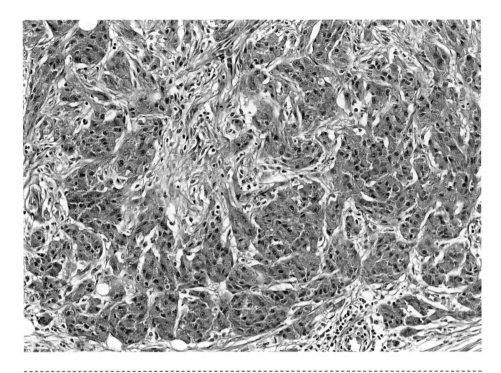

颗粒细胞瘤：细胞间相互融合，界限不清，胞质呈嗜酸性，胞质中有较多细小颗粒

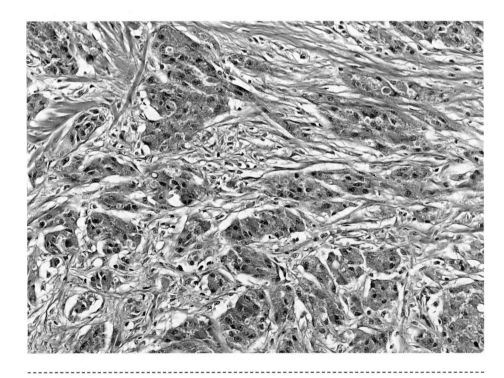

颗粒细胞瘤：肿瘤细胞胞质呈嗜酸性，胞质中有较多细小颗粒

74. Merkel细胞癌
Merkel cell carcinoma

➤ 又称为皮肤神经内分泌癌（neuroendocrine carcinoma）、小梁癌（trabecular carcinoma）
➤ 多不与表皮相连
➤ 肿瘤可向表皮内扩散，甚至形成微脓肿
➤ 可出现表皮原位鳞状细胞癌或者侵袭性鳞状细胞癌
➤ 病理上主要有3种亚型
- 小梁型：肿瘤由条索状排列的形态一致的细胞组成
- 中间型：由结节状或片状的嗜碱性的肿瘤细胞组成，瘤细胞大小基本一致，排列紧密，细胞核呈圆形，似淋巴细胞，胞质不清楚，肿瘤细胞之间界限不清楚
- 小细胞型：由染色较深的"燕麦细胞"样细胞组成
➤ 肿瘤细胞表达CAM5.2以及CK20
➤ 多数肿瘤细胞神经特异性烯醇化酶（NSE）、嗜铬粒蛋白表达阳性
➤ CD44阳性提示肿瘤有发生转移的潜能
➤ 病理上应该与淋巴瘤、小细胞恶性黑色素瘤以及原发于支气管的转移性小细胞癌鉴别
➤ 好发于日光损伤的部位，尤其是眼睑及眼周
➤ 皮损多为隆起的无痛性的结节
➤ 缓慢增大，容易发生转移和复发

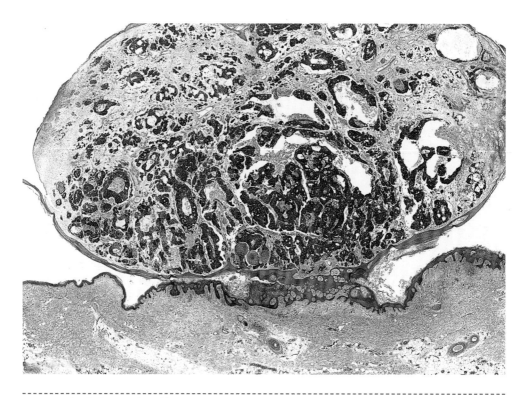

Merkel细胞癌：肿瘤呈外生性生长

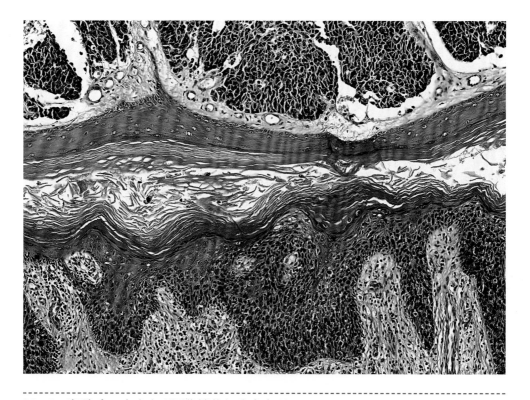

Merkel细胞癌：表皮出现原位鳞状细胞癌表现

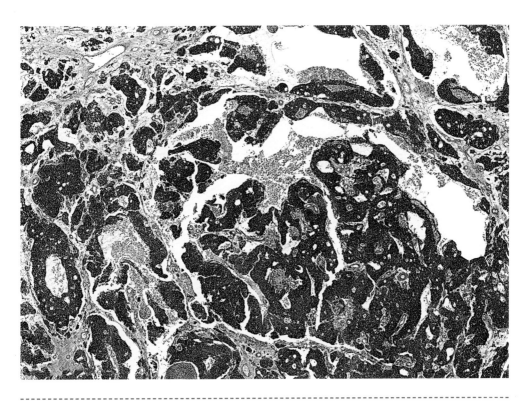

Merkel细胞癌： 肿瘤细胞团块大小不一，细胞呈明显嗜碱性

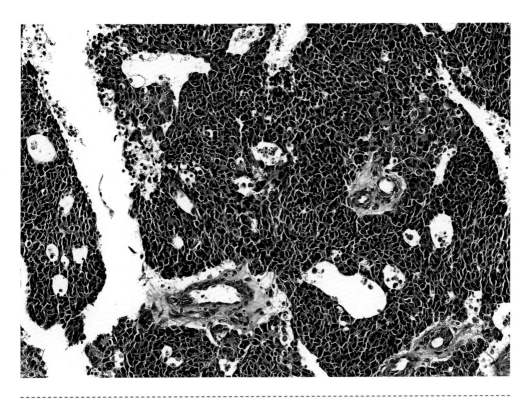

Merkel细胞癌： 肿瘤细胞呈明显嗜碱性，细胞形态基本一致，可见异型细胞

75. 毛发平滑肌瘤
Piloleiomyoma

- ➢ 又称为立毛肌平滑肌瘤
- ➢ 肿瘤位于真皮内
- ➢ 由杂乱排列的平滑肌束组成
- ➢ 瘤细胞呈长梭形，细胞核呈长形，两端钝圆
- ➢ 横切面时细胞核呈圆形
- ➢ 通常多发
- ➢ 表现为丘疹或结节，质硬
- ➢ 常有触痛
- ➢ 好发于躯干

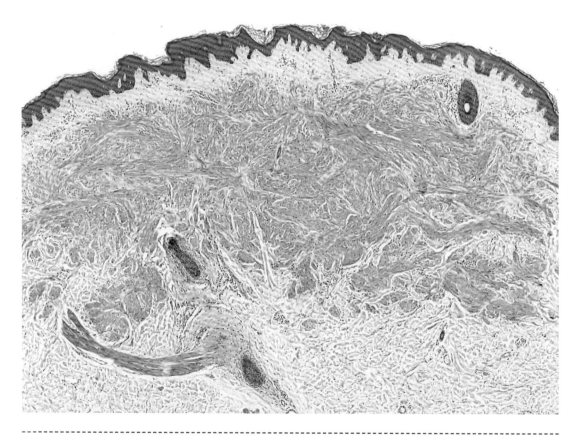

毛发平滑肌瘤： 肿瘤位于真皮内，由杂乱排列的平滑肌束组成

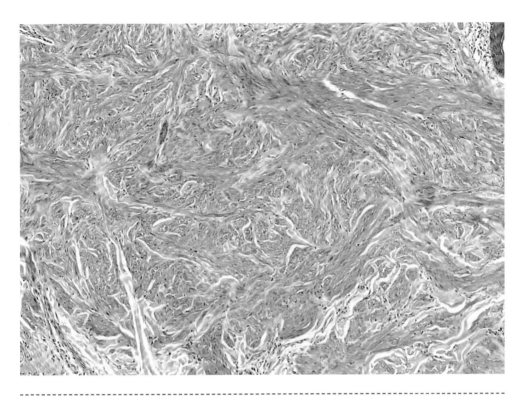

毛发平滑肌瘤：由杂乱排列的平滑肌束组成

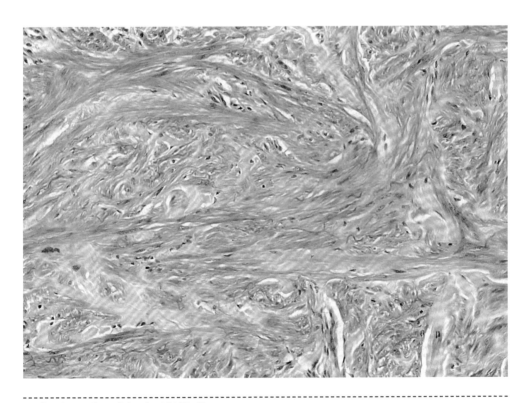

毛发平滑肌瘤：瘤细胞呈长梭形

76. 毛发平滑肌肉瘤
Piloleiomyosarcoma

➤ 肿瘤境界不清楚
➤ 可深达皮下组织
➤ 由梭形细胞组成
➤ 可成束，也可散在不规则分布
➤ 细胞有明显的异型性
➤ 可见核丝分裂象
➤ 好发生于下肢
➤ 为暗红色实性结节或斑块

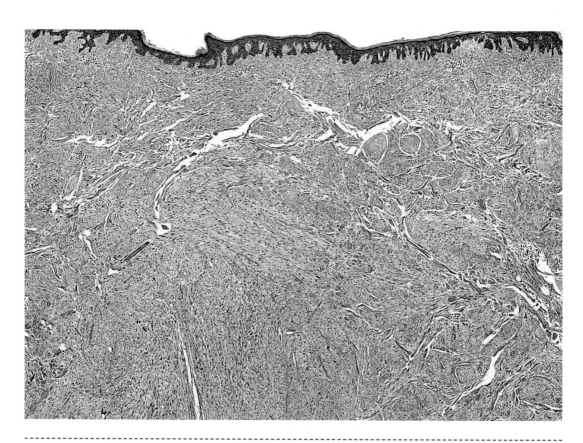

毛发平滑肌肉瘤： 肿瘤位于真皮中下部，境界不清楚

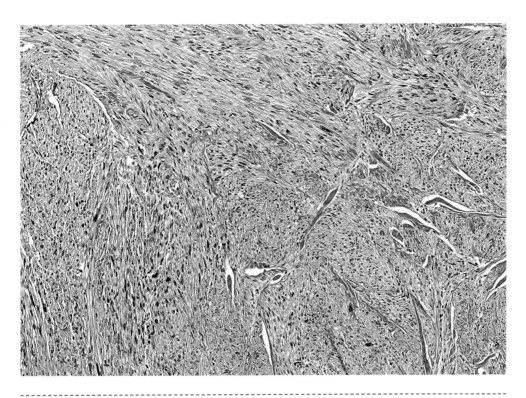

毛发平滑肌肉瘤: 由梭形细胞组成,束状分布

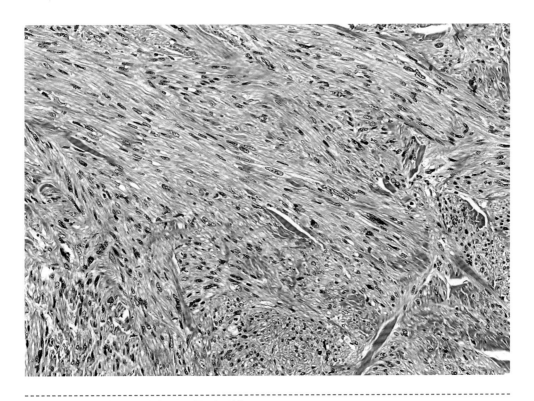

毛发平滑肌肉瘤: 细胞有明显的异型性

77. 血管平滑肌瘤
Angioleiomyoma

➢ 肿瘤位于真皮下部或皮下组织

➢ 瘤体境界清楚

➢ 瘤体多有静脉血管腔

➢ 瘤体由较多的平滑肌束组成

➢ 平滑肌细胞核长，呈杆状，两端钝圆

➢ 多为单发结节

➢ 可出现疼痛

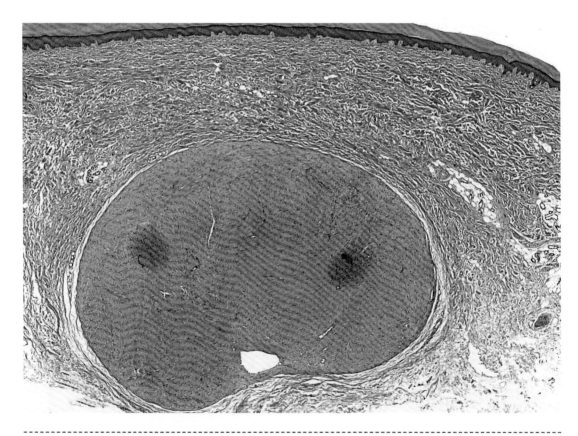

血管平滑肌瘤： 肿瘤位于真皮，瘤体境界清楚

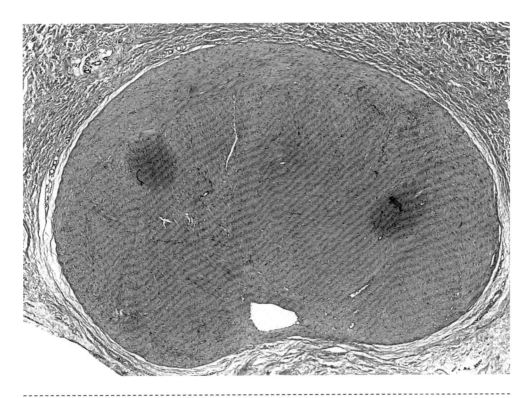

血管平滑肌瘤： 瘤体境界清楚，瘤体内可见血管腔

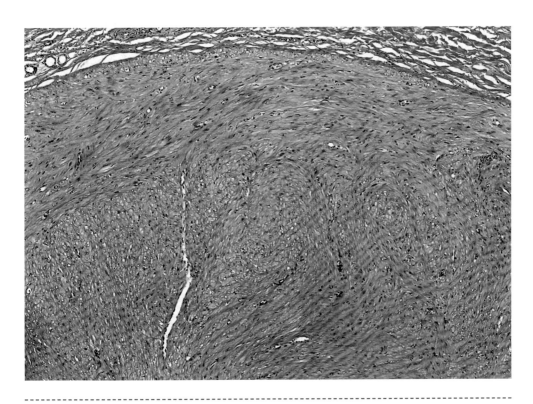

血管平滑肌瘤： 由平滑肌束组成，平滑肌细胞核长，呈杆状

78. 血管平滑肌肉瘤
Angioleiomyosarcoma

➢ 位于真皮深部甚至皮下组织
➢ 肿瘤一般呈结节状
➢ 瘤细胞多呈梭形，胞质呈嗜酸性
➢ 细胞核较长，两端钝圆
➢ 瘤细胞有明显的异型性，核分裂象较多
➢ 好发于下肢
➢ 为暗红色结节或斑块

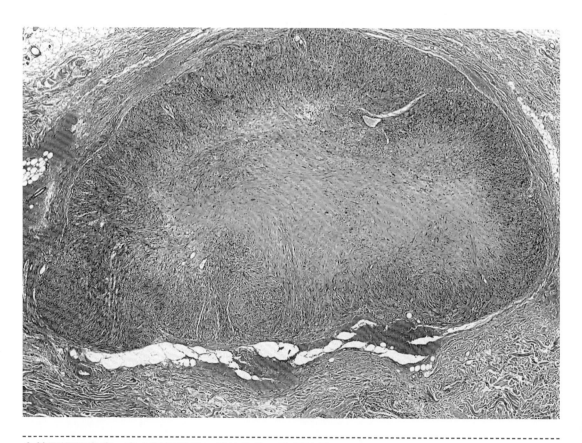

血管平滑肌肉瘤： 真皮深部肿瘤，呈结节状，边界清楚

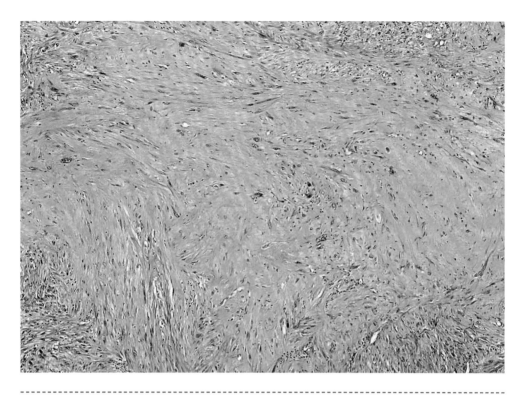

血管平滑肌肉瘤： 肿瘤细胞呈梭形，可见异型细胞

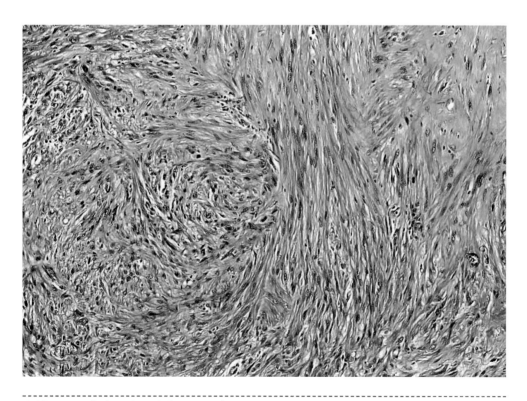

血管平滑肌肉瘤： 梭形肿瘤细胞呈束状，可见异型细胞

79. 肌纤维瘤
Myofibroma

➤ 为血管周细胞肿瘤
➤ 肿瘤位于真皮深部或皮下，呈结节状
➤ 肿瘤团块周边淡染、中央深染，呈现双向分化特点
➤ 结节周边由肌成纤维细胞组成，形态介于成纤维细胞和平滑肌细胞之间
➤ 中央区细胞呈多边形或类圆形，胞质稀少，富含血管基质
➤ 周围可见纤维血管增生，血管增生呈鹿角状
➤ 肿瘤间质可呈纤维黏液样改变
➤ 肿瘤间质也可呈胶原化或玻璃样变
➤ 可伴有钙化、出血及坏死
➤ 免疫组织化学染色：Vimentin及SMA阳性；Desmin、CD34，S-100及β-catenin 阴性
➤ 本病曾称为儿童肌纤维瘤
➤ 多发者称为肌纤维瘤病（Myofibromatosis）
➤ 好发于婴幼儿及10岁以下儿童
➤ 少数病例发生于成人期，男性多见
➤ 头颈部好发，也可累及四肢和躯干
➤ 为缓慢生长的无痛性皮下结节
➤ 边界清楚，表面光滑
➤ 一般无自觉症状

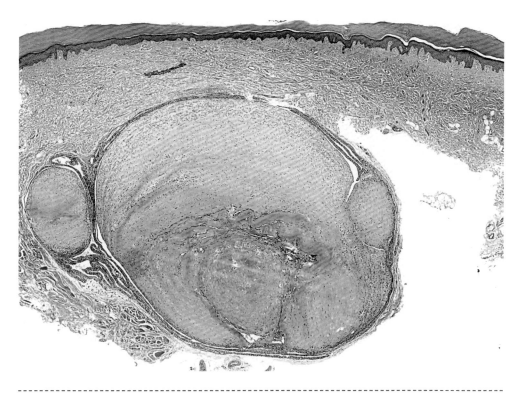

肌纤维瘤：肿瘤位于真皮中下部，呈结节状，肿瘤团块周边淡染、中央红染

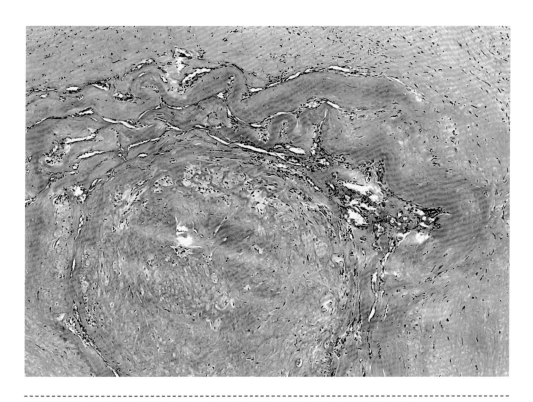

肌纤维瘤：中央区域细胞较少，有血管间质，呈胶原化或玻璃样改变

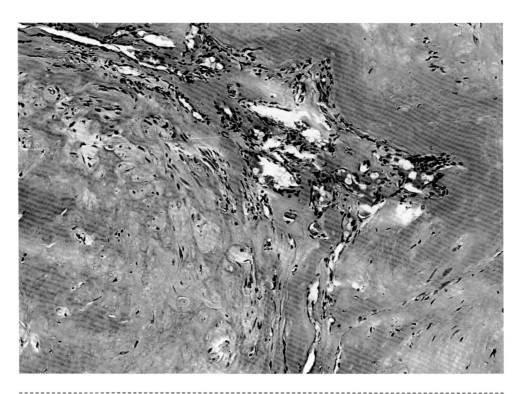

肌纤维瘤：中央区域细胞较少，有血管间质，呈胶原化或玻璃样改变

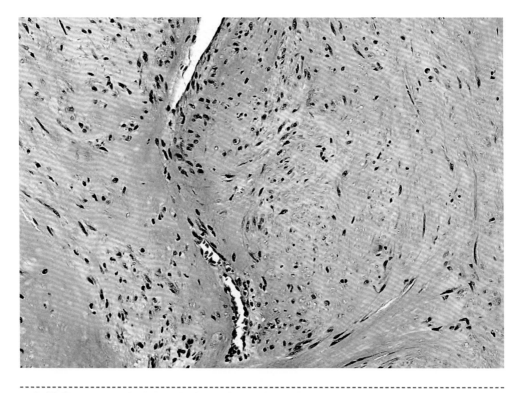

肌纤维瘤：可见肌成纤维细胞增生，有黏液样间质

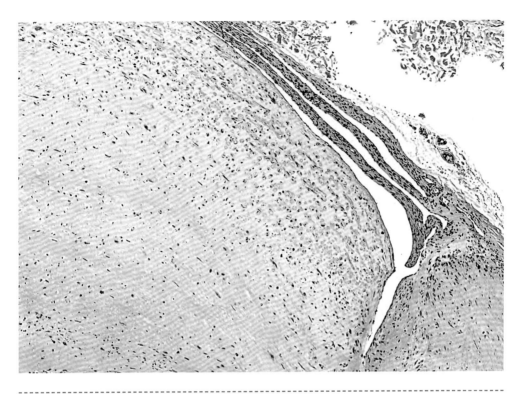

肌纤维瘤：肿瘤有纤维黏液样改变，似软骨，周围纤维血管增生，呈鹿角状

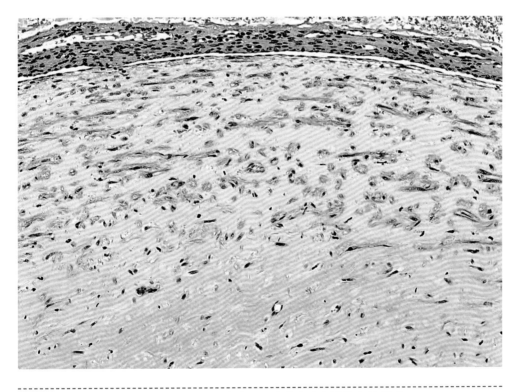

肌纤维瘤：肿瘤有纤维黏液样改变，似软骨，周围可见纤维血管增生

80. 肌周皮细胞瘤
Myopericytoma

➢ 为血管周细胞肿瘤
➢ 肿瘤位于真皮或皮下组织，呈结节状
➢ 肿瘤细胞以小圆形细胞及梭形细胞为主
➢ 在血管周围形成洋葱皮样外观
➢ 局部区域可富有黏液
➢ 肿瘤细胞可能来源于肌成纤维细胞
➢ 免疫组化：SMA（＋），Desmin（－）
➢ 临床上表现为单发的丘疹或结节
➢ 好发于四肢

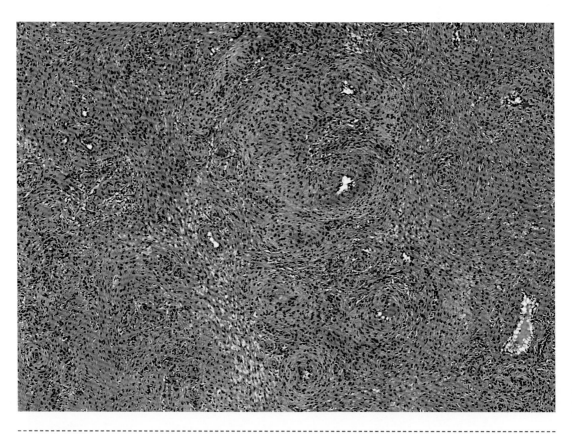

肌周皮细胞瘤：肿瘤位于真皮内，有较多的血管，血管周围梭形细胞及小圆形细胞增生

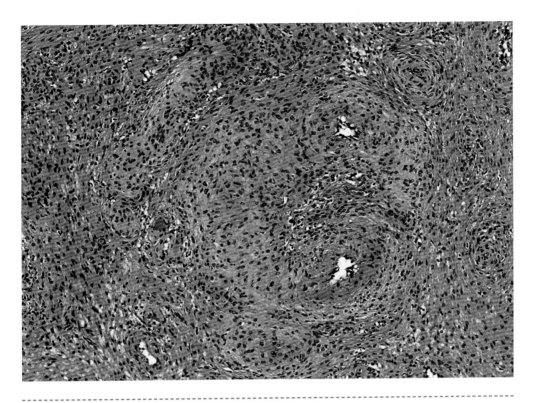

肌周皮细胞瘤： 血管周围梭形细胞及小圆形细胞增生

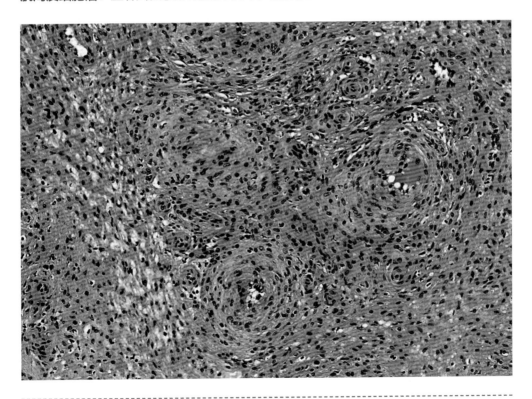

肌周皮细胞瘤： 血管周围梭形细胞及小圆形细胞增生，形成洋葱皮样外观

81. 丛状血管瘤
Tufted angioma

➢ 是毛细血管瘤的一个特殊类型
➢ 真皮内散布血管结构，呈丛状分布
➢ 形成"炮弹"样外观
➢ 主要由血管内皮细胞增生形成
➢ 可见毛细血管腔断面
➢ 多幼年发病
➢ 主要发生在颈部、躯干
➢ 初为暗红色的斑疹，逐渐发展为斑块
➢ 也可表现为多发的丘疹
➢ 一般无自觉症状

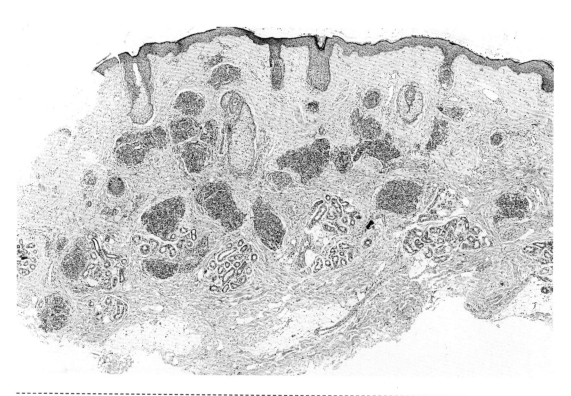

丛状血管瘤：真皮内丛状分布的肿物，形成"炮弹"样外观

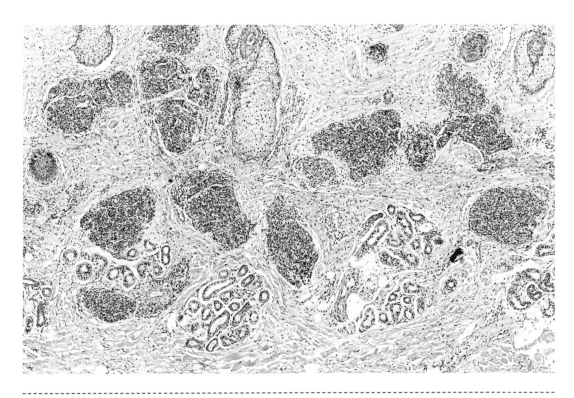

丛状血管瘤: 真皮内丛状分布的肿瘤团块

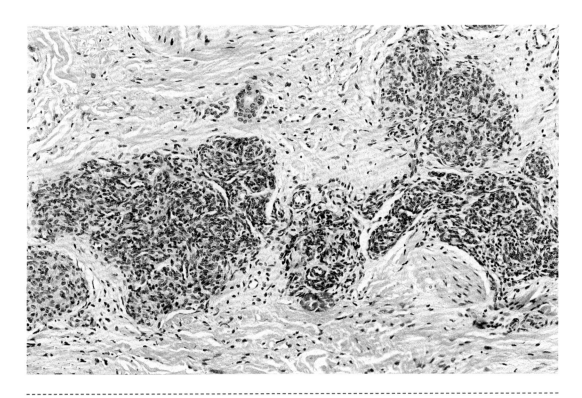

丛状血管瘤: 肿瘤团块由增生的血管内皮细胞构成

82. 肾小球样血管瘤
Glomeruloid hemangioma

➤ 真皮内可见扩张的血管腔
➤ 可见血管内皮细胞增生，形成类似肾小球样结构
➤ 血管内皮细胞周围可出现嗜酸性物质，PAS染色阳性
➤ 本病多见于中老年人
➤ 多见于POEMS综合征患者
➤ 表现为多发樱桃样丘疹或结节

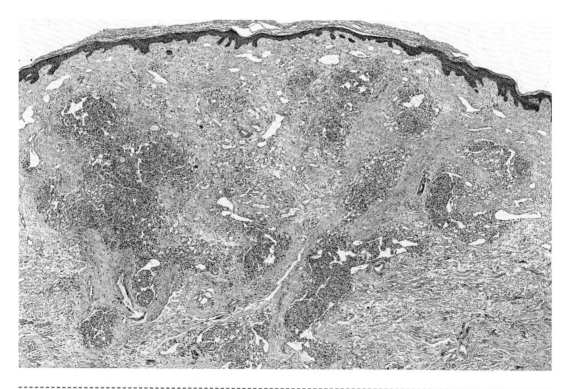

肾小球样血管瘤： 真皮内可见扩张的血管腔及血管内皮细胞增生

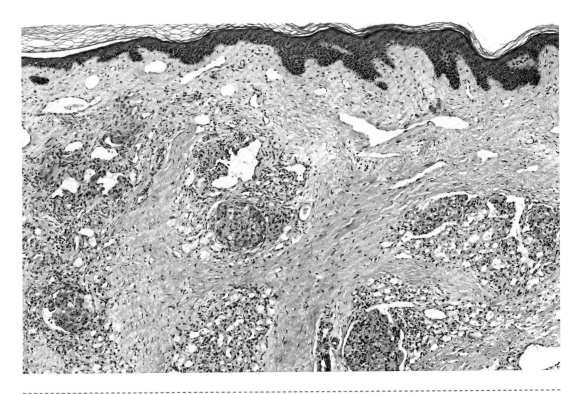

肾小球样血管瘤：真皮内可见扩张的血管腔，血管内皮细胞增生，形成类似肾小球样结构

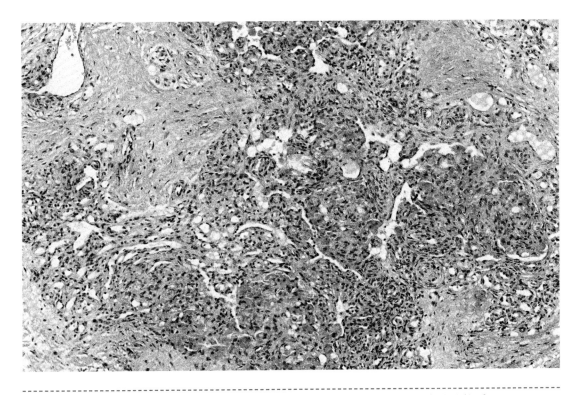

肾小球样血管瘤：真皮内扩张的血管腔，血管内皮细胞增生，周围出现嗜酸性物质

83. 动静脉血管瘤
Arteriovenous hemangioma

➢ 多位于真皮内
➢ 可见较多的厚壁血管和薄壁血管
➢ 由小的动脉及静脉组成
➢ 厚壁血管的管壁厚薄不一
➢ 管腔内可有大量红细胞
➢ 可伴有脂肪组织增生
➢ 好发于头颈部，尤其口唇
➢ 为单发的红色丘疹或结节
➢ 本病多为外伤所致

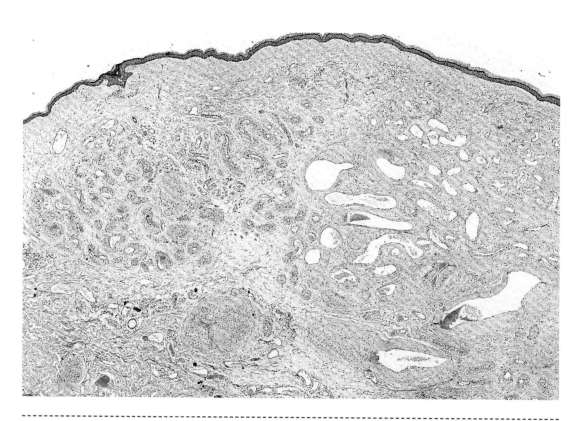

动静脉血管瘤：真皮内大量血管

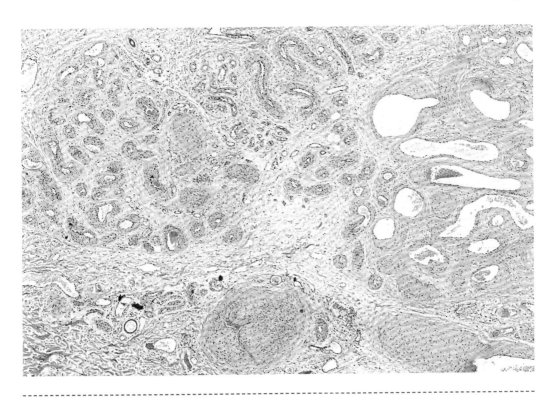

动静脉血管瘤： 较多的厚壁血管及薄壁血管

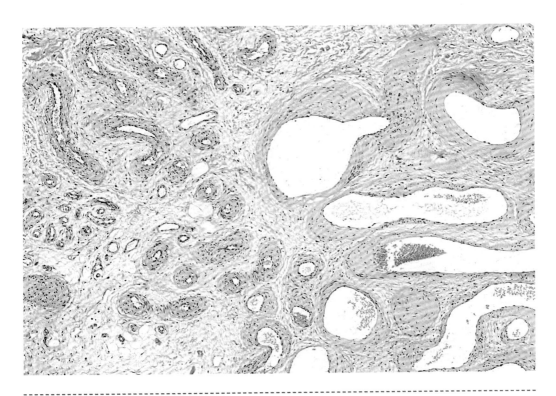

动静脉血管瘤： 管腔大小不一，血管壁厚薄不一

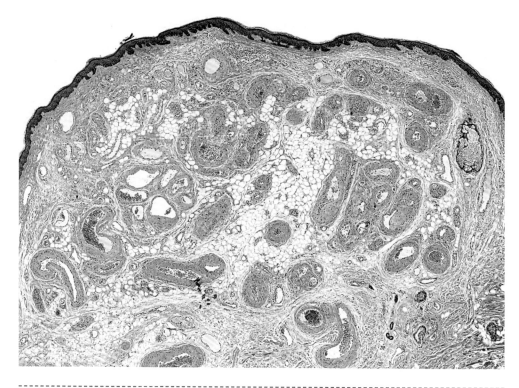

动静脉血管瘤：较多厚壁血管，管腔大小不一，伴有脂肪组织增生

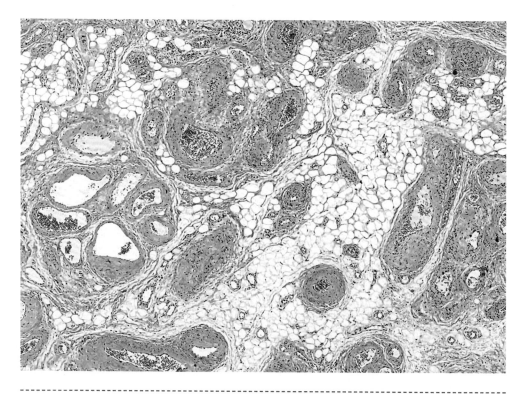

动静脉血管瘤：血管壁厚薄不一，伴有脂肪组织增生

84. 微静脉血管瘤
Microvenular hemangioma

➤ 真皮内不规则分支状的薄壁静脉增生
➤ 在真皮内穿插于胶原纤维间
➤ 可呈网状
➤ 血管内皮细胞明显
➤ 好发于青年人四肢
➤ 表现为孤立的红蓝色丘疹
➤ 一般无症状

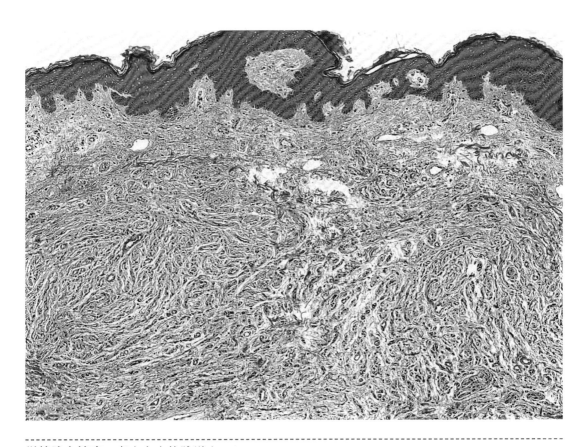

微静脉血管瘤： 真皮内小静脉增生

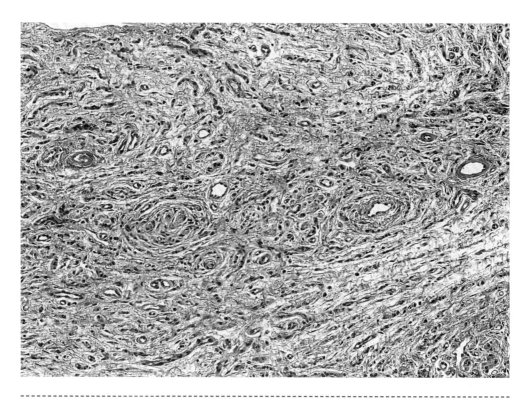

微静脉血管瘤： 真皮内小静脉增生，血管内皮细胞明显

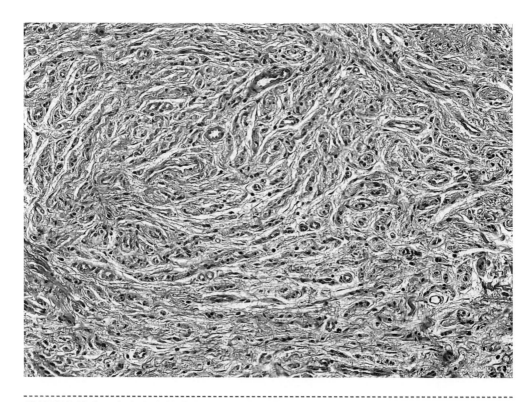

微静脉血管瘤： 真皮内小静脉增生，血管内皮细胞明显

85. 血管球瘤
Glomus tumor

- 血管球瘤病理上分为实体型（血管球细胞为主，血管少），黏液样型（在血管球细胞索间有疏松的黏液成分）及血管型
- 常见的血管球瘤病理类型是实体型
- 肿瘤位于真皮内，境界清楚
- 瘤体由血管腔和细胞组成
- 管腔少，细胞多
- 肿瘤主要由血管球细胞组成，位于血管周围
- 血管球细胞呈圆形或卵圆形，大小一致，分布均匀
- 肿瘤周围间质可出现黏液
- 好发于四肢，尤其是甲下
- 为紫红色的丘疹或结节
- 多为单发
- 常有疼痛

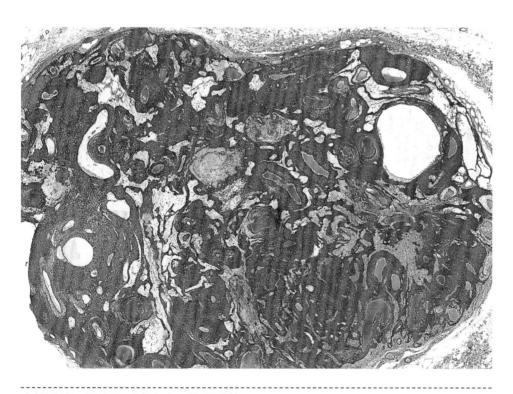

血管球瘤：肿瘤位于真皮内，境界清楚

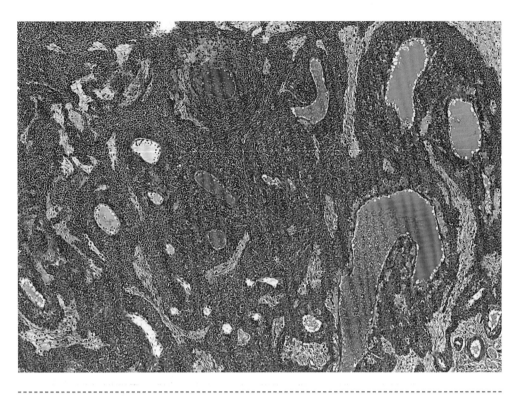

血管球瘤：瘤体由血管腔和血管球细胞组成

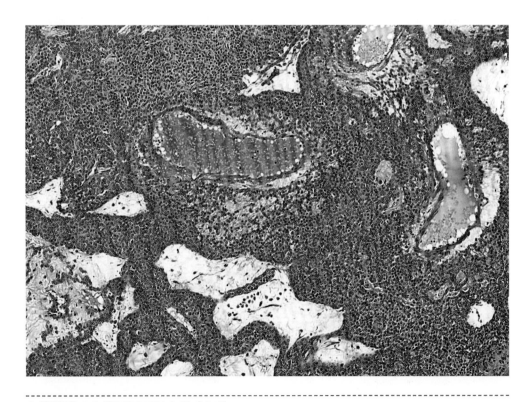

血管球瘤：血管周围可见大量球细胞

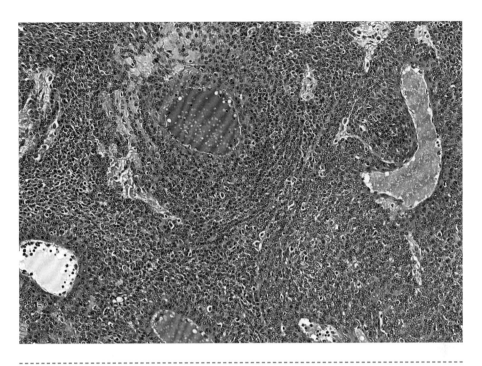

血管球瘤：肿瘤主要由血管球细胞组成，位于血腔管周围，呈圆形或卵圆形，大小一致，部分在血管腔周围呈同心圆状排列

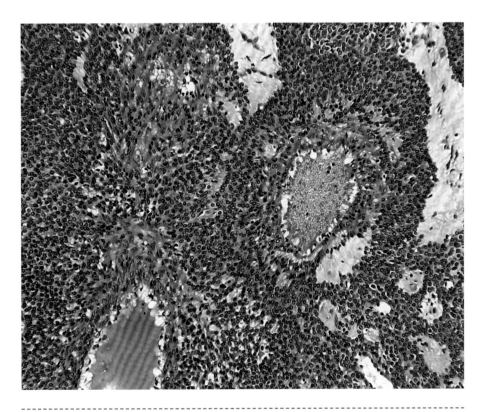

血管球瘤：血管球细胞呈圆形或卵圆形，大小一致，分布均匀

86. 球血管瘤
Glomuroangioma

➤ 球血管瘤即是血管球瘤中的血管型
➤ 表现为有较多的血管，周围有相对较少的血管球细胞
➤ 血管腔大小不一，内有较多红细胞
➤ 血管球细胞大小一致，呈圆形
➤ 临床上为暗紫色的丘疹或结节

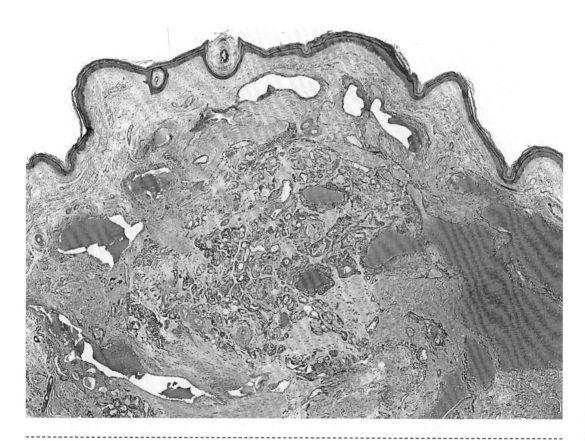

球血管瘤：真皮内有较多的血管，周围可见血管球细胞

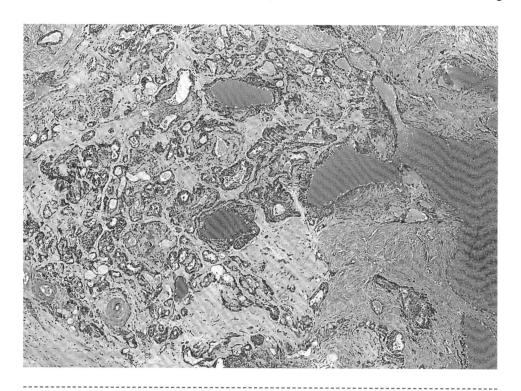

球血管瘤：真皮内有较多的血管，周围可见血管球细胞

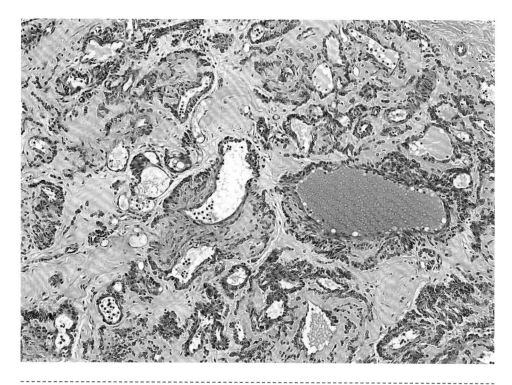

球血管瘤：大小不等的血管腔，周围可见血管球细胞，球细胞呈小片状或条索状，球细胞数量相对较少

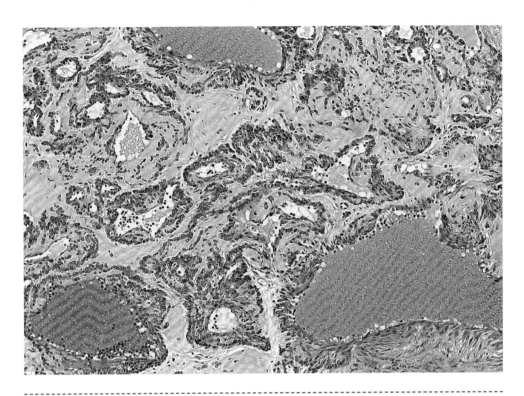

球血管瘤：大小不等的血管腔，周围可见血管球细胞

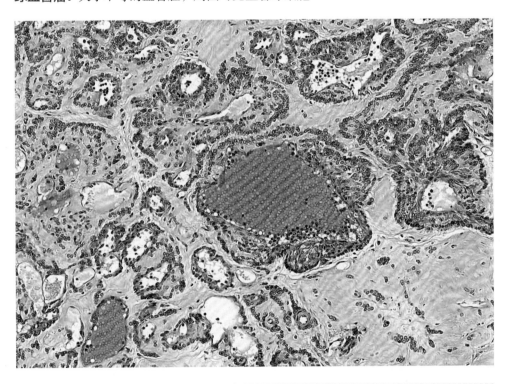

球血管瘤：大小不等的血管腔，周围可见血管球细胞，球细胞呈小片状或条索状，球细胞数量相对较少

87. 网状血管内皮细胞瘤
Retiform hemangioendothelioma

> 目前认为本病是低度恶性的血管肿瘤
> 真皮内可见树枝状的血管腔，交织成网状
> 管腔内壁由形态单一的细胞组成
> 内皮细胞可呈鞋钉样突向血管腔
> 一般无异型性及核丝分裂象
> 管腔内以及管腔周围可有淋巴细胞浸润
> 在病理上首先应该与血管肉瘤鉴别
> 多发于年轻人或中年人
> 四肢和躯干是好发部位，尤以小腿多见
> 缓慢生长的斑片或斑块

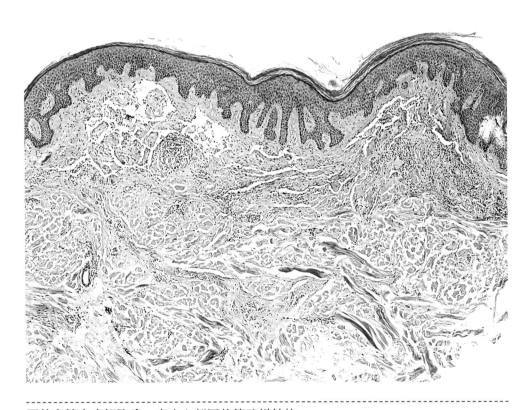

网状血管内皮细胞瘤： 真皮上部网状管腔样结构

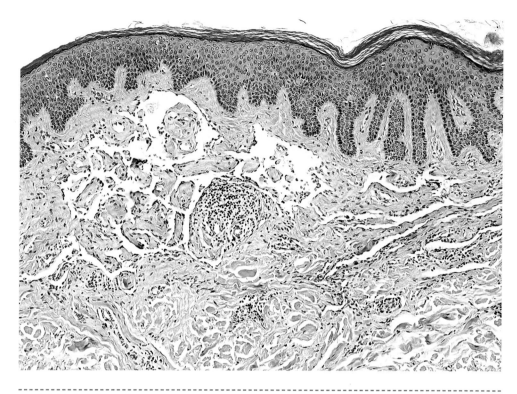

网状血管内皮细胞瘤：真皮上部网状血管腔，周围有淋巴细胞浸润

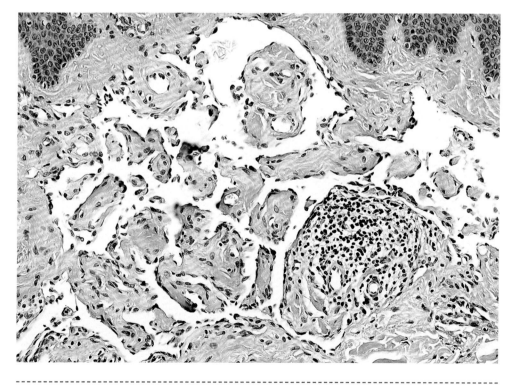

网状血管内皮细胞瘤：管壁内皮细胞未见异型性

88. 血管肉瘤
Angiosarcoma

➤ 病变位于真皮或皮下组织
➤ 真皮内不规则的管腔样结构
➤ 管腔在真皮胶原纤维之间可形成裂隙样外观
➤ 管腔可相互吻合，形成网状结构，胶原纤维被分隔
➤ 管壁多为一层细胞，常为立方形或圆形细胞，细胞有异型性
➤ 管壁细胞可向管腔内突出形成绒毛样特征
➤ 分化较好的血管肉瘤管腔内常有红细胞
➤ 分化不好的血管肉瘤管腔内仅含有少量或不含有红细胞
➤ 管腔周围可有实性肿瘤团块
➤ 肿瘤细胞CD31染色阳性
➤ 临床上分为4型，分别为老年人头面部血管肉瘤，继发于慢性持续性淋巴水肿的血管肉瘤，大剂量放射治疗后的血管肉瘤，恶性增生性血管内皮细胞瘤

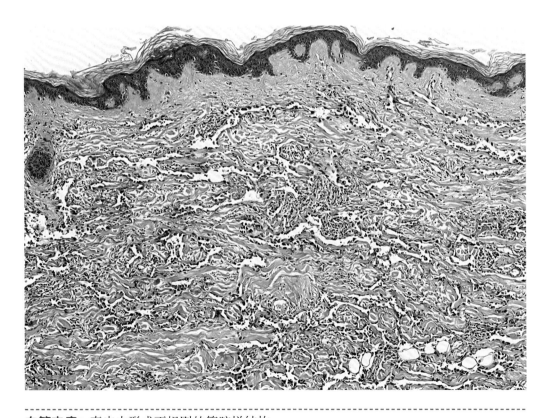

血管肉瘤：真皮内形成不规则的管腔样结构

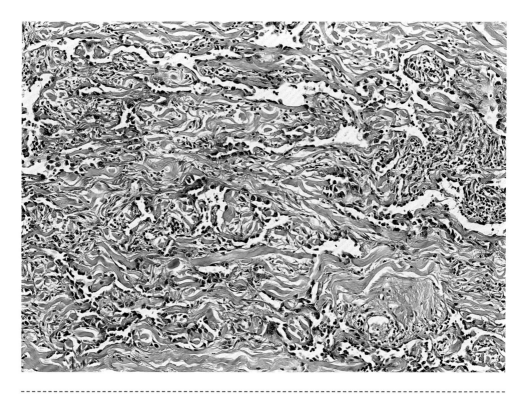

血管肉瘤：真皮内形成不规则的管腔样结构

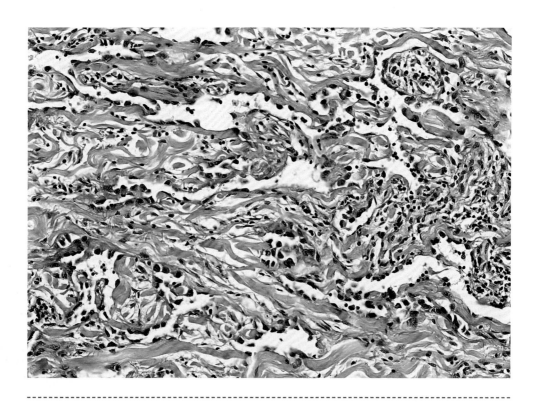

血管肉瘤：管壁为一层细胞，为圆形或立方形细胞，异型性明显

89. Kaposi肉瘤（斑片期）
Kaposi's sarcoma

➤ 斑片期病理表现似肉芽组织
➤ 真皮内血管增生、扩张
➤ 可见少量梭形及上皮样肿瘤细胞，片状分布
➤ 血管周围有淋巴样细胞、浆细胞等炎症细胞浸润
➤ 常有红细胞外溢及含铁血黄素沉积
➤ 血管内皮细胞可向管腔内突出
➤ 临床上表现为暗紫红色斑片

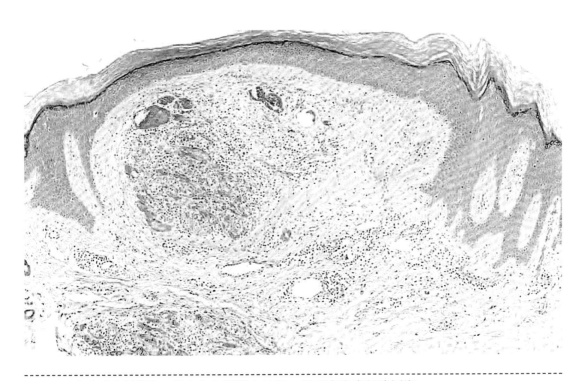

Kaposi肉瘤（斑片期）：真皮内血管增生扩张，周围有炎症细胞浸润

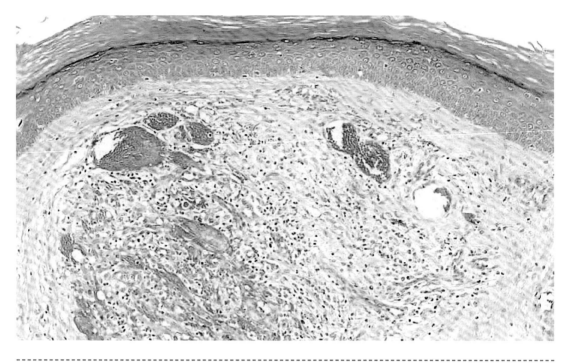

Kaposi肉瘤（斑片期）： 真皮内血管增生扩张，管腔内有大量红细胞，血管周围有炎症细胞浸润

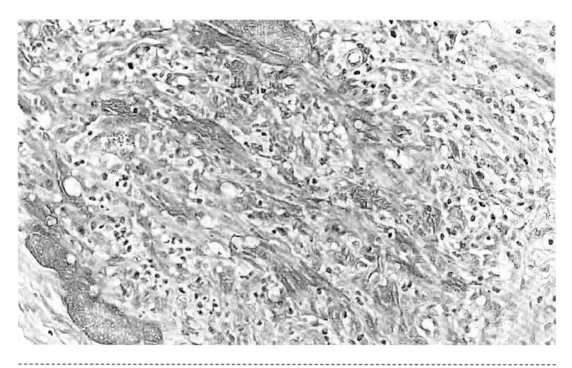

Kaposi肉瘤（斑片期）： 可见梭形及上皮样肿瘤细胞，片状分布，红细胞外溢

90. Kaposi肉瘤（肿瘤期）
Kaposi's sarcoma

➢ 血管周围可见梭形细胞或上皮样细胞广泛增生

➢ 肿瘤细胞呈片状或束状分布

➢ 部分肿瘤细胞具有异型性

➢ 在肿瘤细胞之间可见外溢的红细胞以及含铁血黄素沉积

➢ 可见淋巴细胞为主的炎症细胞在肿瘤细胞间浸润

➢ 肿瘤细胞CD31染色阳性

➢ 临床上分为经典型、非洲型、艾滋病相关型及免疫抑制相关型

➢ 表现为紫红色丘疹、结节或斑块

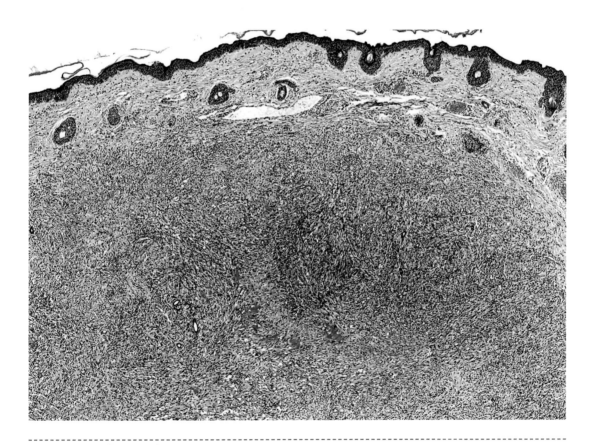

Kaposi肉瘤（肿瘤期）： 真皮内肿瘤

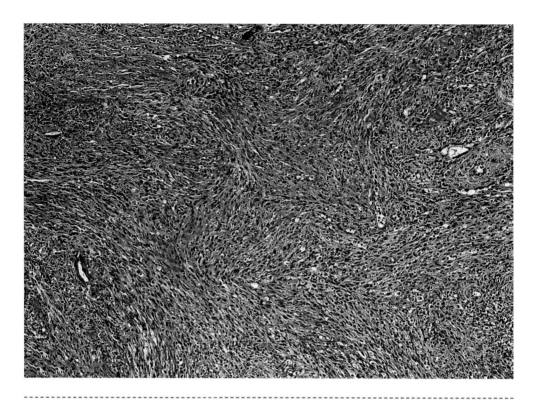

Kaposi肉瘤（肿瘤期）： 梭形肿瘤细胞为主，呈束状分布，肿瘤细胞间可见红细胞外溢

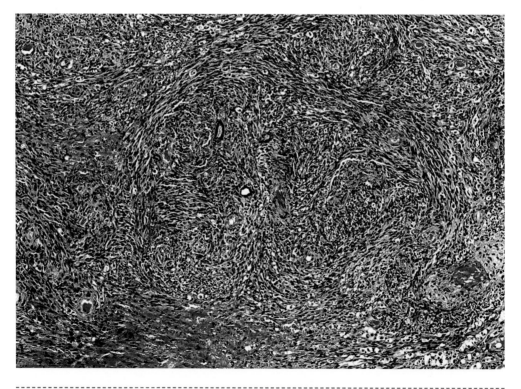

Kaposi肉瘤（肿瘤期）： 梭形肿瘤细胞为主，呈束状分布，可见片状外溢的红细胞

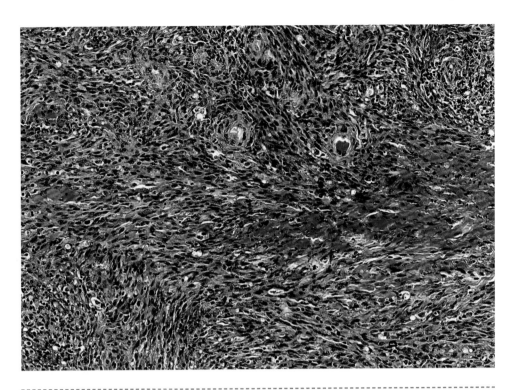

Kaposi肉瘤（肿瘤期）： 部分肿瘤细胞有异型性，肿瘤细胞间可见片状外溢红细胞及含铁血黄素沉积

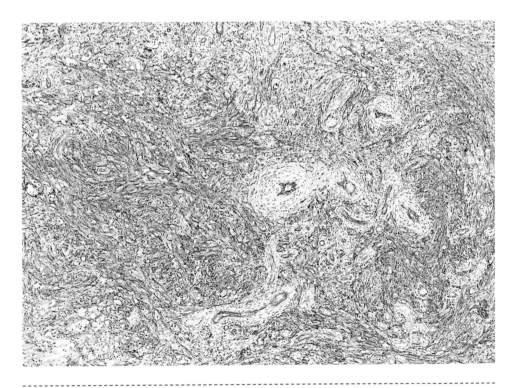

Kaposi肉瘤（肿瘤期）： 肿瘤细胞CD31染色阳性

91. 伴嗜酸性粒细胞增多的血管淋巴样增生
Angiolymphoid hyperplasia with eosinophilia

➤ 病变多位于真皮内
➤ 真皮内可见血管增生扩张
➤ 增生的血管管壁较厚
➤ 多伴有淋巴管扩张
➤ 血管周围可见淋巴细胞为主的炎症细胞浸润
➤ 常伴有较多的嗜酸性粒细胞
➤ 有时可见淋巴滤泡形成
➤ 好发于中老年人头部
➤ 为单发或多发结节
➤ 呈暗紫红色
➤ 一般无明显自觉症状

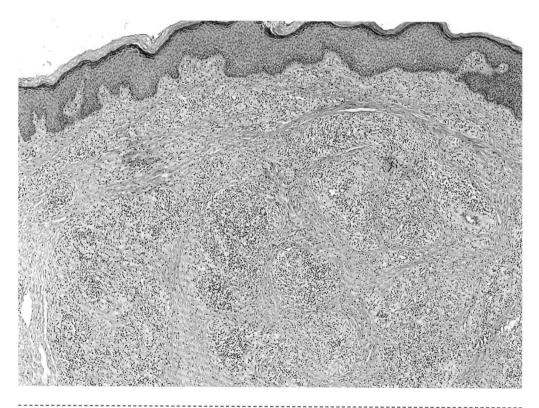

伴嗜酸性粒细胞增多的血管淋巴样增生： 病变位于真皮内，血管增生扩张，血管周围炎症细胞浸润

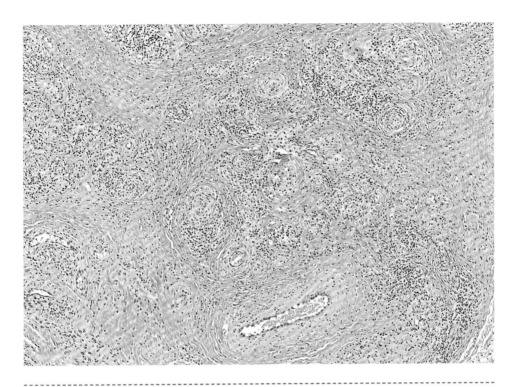

伴嗜酸性粒细胞增多的血管淋巴样增生： 增生的血管周围炎症细胞浸润

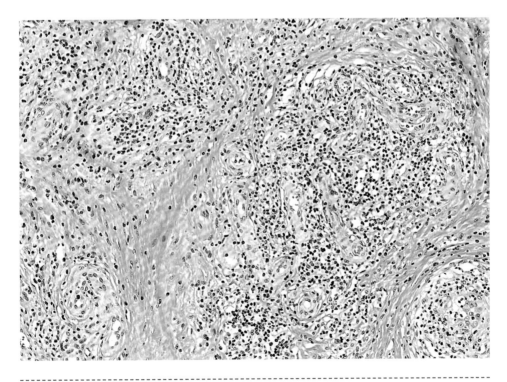

伴嗜酸性粒细胞增多的血管淋巴样增生： 增生的血管周围以淋巴细胞、嗜酸性粒细胞浸润为主

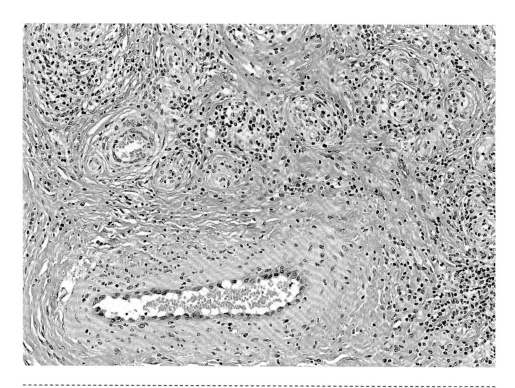

伴嗜酸性粒细胞增多的血管淋巴样增生：增生的血管壁较厚，血管周围淋巴细胞、嗜酸性粒细胞浸润

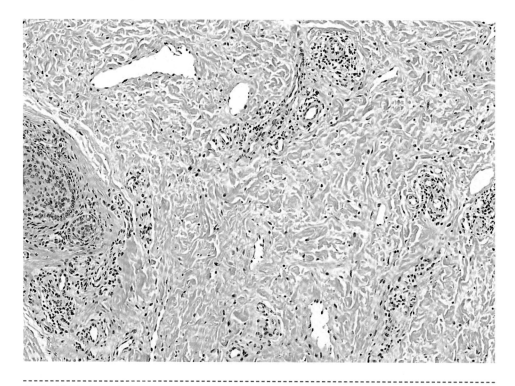

伴嗜酸性粒细胞增多的血管淋巴样增生：可见淋巴管扩张

92. 木村病
Kimura disease

➤ 肿瘤部位较深

➤ 多侵犯真皮及皮下组织

➤ 肿瘤无包膜，与周围组织界限不清

➤ 主要表现为广泛的淋巴滤泡样增生

➤ 滤泡间有大量嗜酸性粒细胞浸润

➤ 常伴有淋巴细胞、肥大细胞浸润

➤ 常伴有微静脉增生

➤ 后期常有纤维组织增生

➤ 临床上表现为无痛性肿块

➤ 早期质地较软，随病程延长逐渐变硬韧

➤ 好发于耳周、头皮、眶周、腋窝、腹股沟

➤ 局部淋巴结可肿大

➤ 常伴有外周血嗜酸性粒细胞及IgE升高

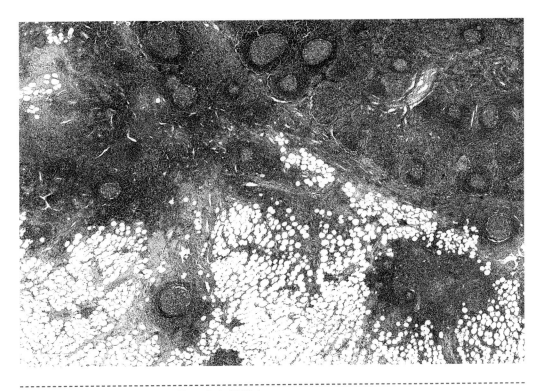

木村病：真皮及皮下组织内淋巴滤泡样增生

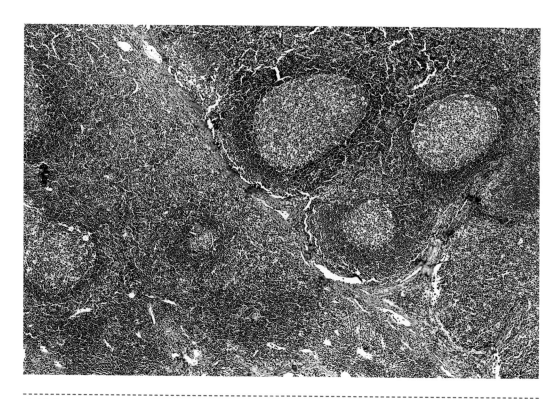

木村病： 真皮内淋巴滤泡样增生

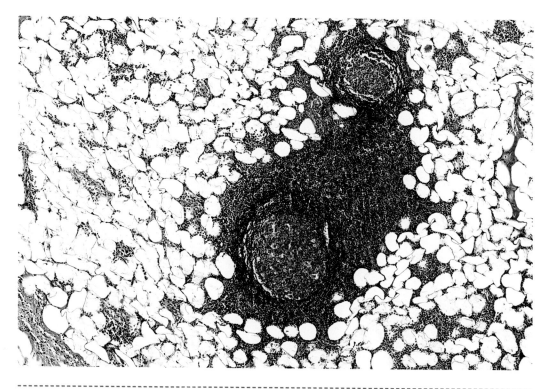

木村病： 皮下组织内淋巴滤泡样增生

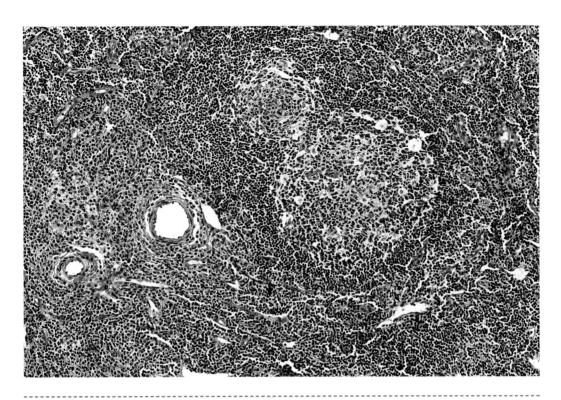

木村病： 间质可见大量嗜酸性粒细胞浸润及血管增生

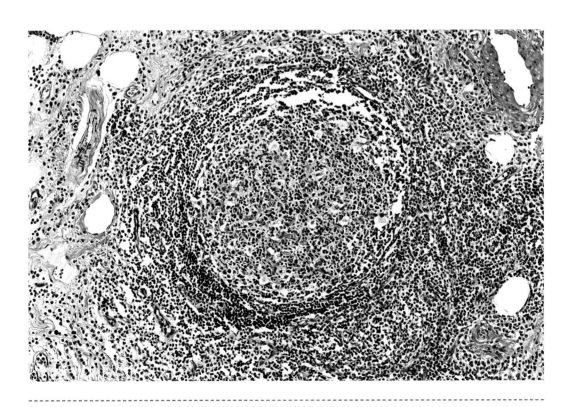

木村病： 间质可见大量嗜酸性粒细胞浸润及血管增生

93. 肥大细胞瘤
Mastocytoma

➢ 是肥大细胞增生症的一个类型

➢ 真皮内弥漫或结节状的肥大细胞浸润

➢ 肥大细胞大小一致，胞质呈粉红色

➢ 细胞无异型性

➢ 临床上表现为淡黄色的丘疹或结节

➢ 可单发也可多发

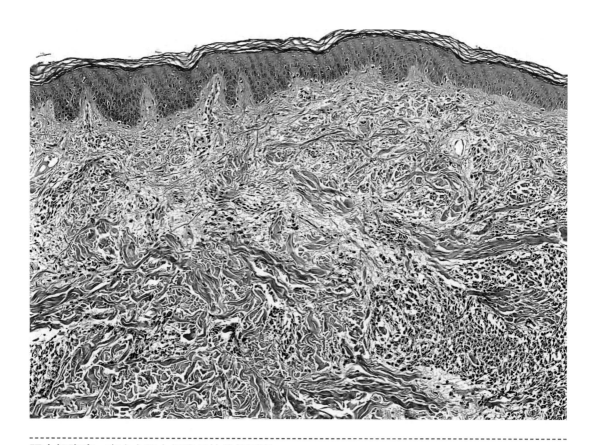

肥大细胞瘤： 真皮内肥大细胞呈结节状浸润

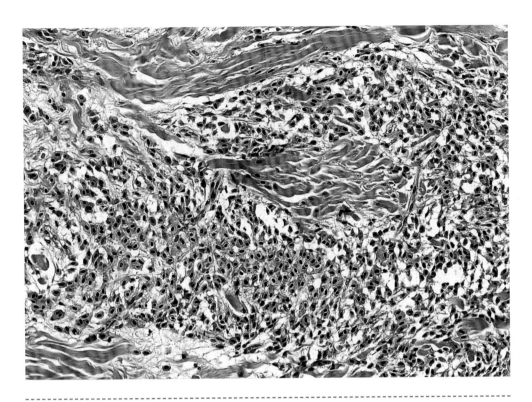

肥大细胞瘤： 肥大细胞呈结节状浸润

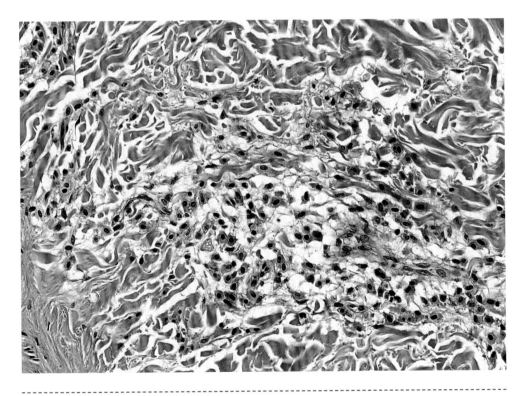

肥大细胞瘤： 肥大细胞大小一致，胞质呈粉红色，呈煎蛋样外观

94. 佩吉特样网状细胞增生症
Pagetoid reticulosis

➢ 是一种少见的T淋巴细胞增生性疾病
➢ 目前认为是蕈样肉芽肿的一个特殊类型
➢ 表皮常呈银屑病样增生
➢ 伴有角化过度及角化不全
➢ 表皮内尤其是表皮下部出现浸润细胞
➢ 浸润细胞体积较大，细胞核染色较深，核仁明显，核周有明显的空晕，似佩吉特样细胞
➢ 可见明显的核丝分裂
➢ 浸润细胞可单个分布，也可呈巢状分布，形成类似Pautrier微脓肿
➢ 真皮浅层可见淋巴细胞浸润
➢ 浸润细胞主要有2种免疫表型即CD3$^+$CD4$^+$CD8$^-$及CD3$^+$CD4$^-$CD8$^+$
➢ CD30常在浸润细胞中高表达，可达50%以上
➢ 本病多发于男性
➢ 临床上有局限型和播散型

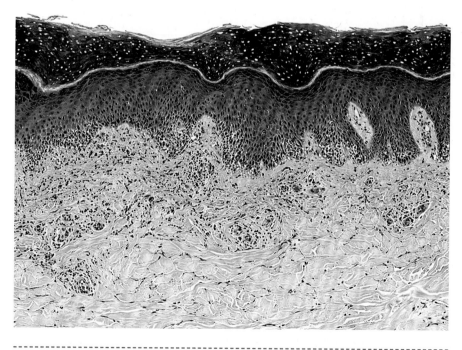

佩吉特样网状细胞增生症：表皮增生，表皮下部出现浸润细胞

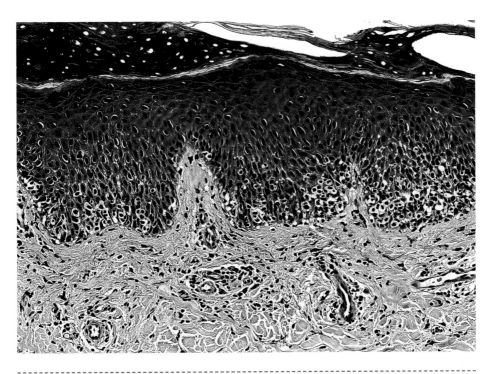

佩吉特样网状细胞增生症： 表皮呈银屑病样增生，表皮下部出现浸润细胞

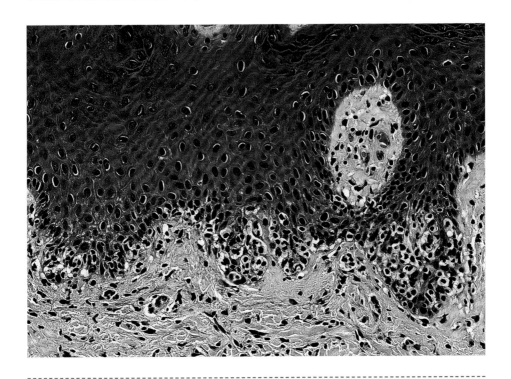

佩吉特样网状细胞增生症： 表皮下部出现浸润细胞，细胞较大，细胞核染色较深，核周有明显的空晕，似佩吉特样细胞，部分浸润细胞呈巢状分布，形成类似Pautrier微脓肿

95. 血管免疫母细胞性T细胞淋巴瘤
Angioimmunoblastic T cell lymphoma

➢ 真皮甚至皮下血管周围肿瘤细胞浸润
➢ 肿瘤细胞浸润疏密程度可有不同
➢ 肿瘤细胞有异型性
➢ 有时可出现血管炎改变
➢ 50%的患者可出现皮疹
➢ 表现为红色的斑疹或斑丘疹
➢ 可出现一定程度瘙痒

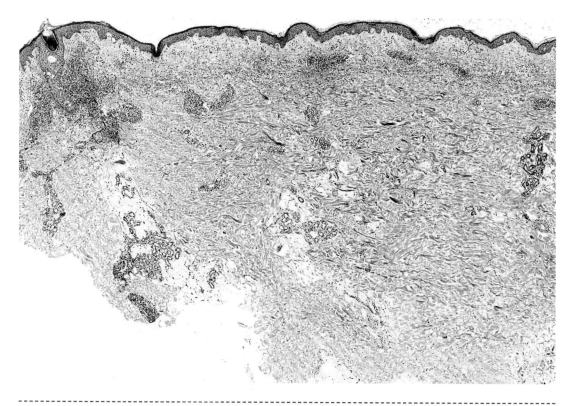

血管免疫母细胞性T细胞淋巴瘤： 真皮内肿瘤细胞在血管周围浸润

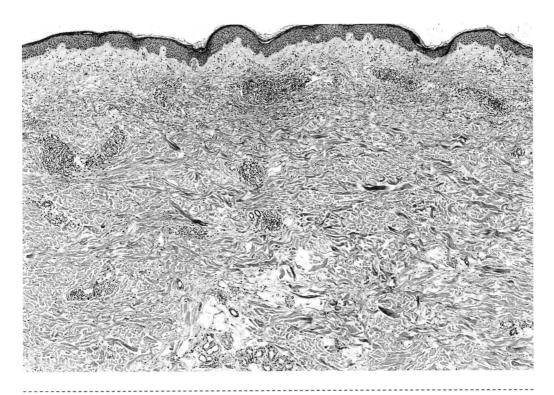

血管免疫母细胞性T细胞淋巴瘤： 肿瘤细胞在血管周围浸润

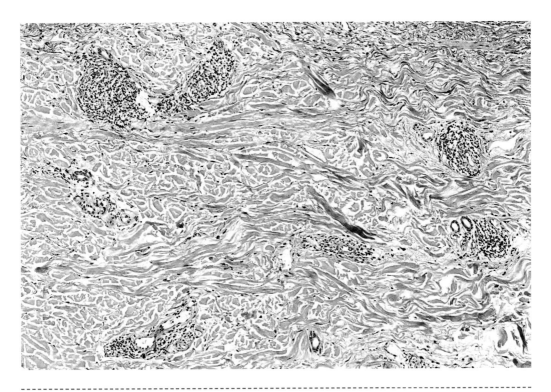

血管免疫母细胞性T细胞淋巴瘤： 肿瘤细胞在血管周围浸润

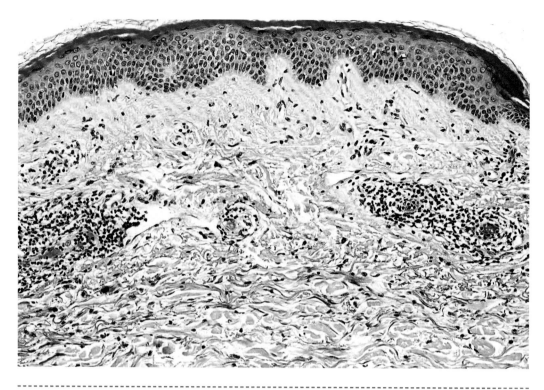

血管免疫母细胞性T细胞淋巴瘤： 肿瘤细胞呈结节状围绕血管周围，可见血管扩张充血

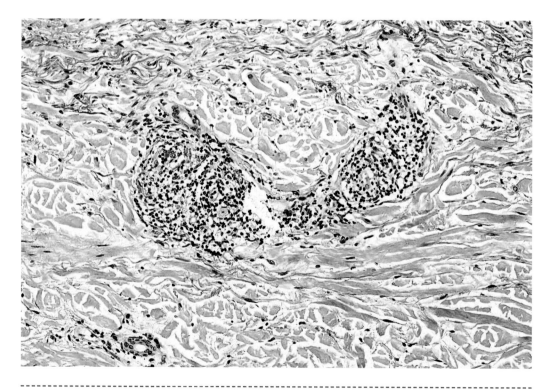

血管免疫母细胞性T细胞淋巴瘤： 部分肿瘤细胞有异型性

96. 原发性皮肤滤泡中心淋巴瘤
Primary cutaneous follicle center lymphoma

➤ 由滤泡中心B细胞肿瘤性增生形成的淋巴瘤
➤ 肿瘤位于真皮甚至皮下
➤ 弥漫或结节状浸润
➤ 出现淋巴滤泡样结构
➤ 肿瘤细胞体积较大，胞质丰富，细胞核不规则，可出现分叶状核
➤ 肿瘤细胞出现程度不等的异型性
➤ 肿瘤细胞表达CD20、BCL6、CD10，不表达BCL2
➤ 好发于头皮、前额、背部
➤ 单发或群集的红色丘疹、结节、斑块
➤ 很少出现溃疡

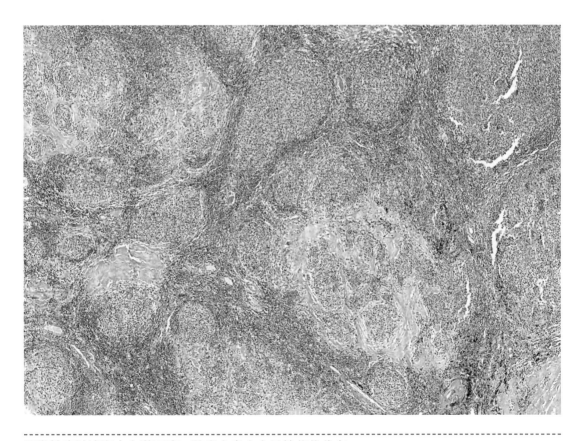

原发性皮肤滤泡中心淋巴瘤： 肿瘤在真皮中呈结节状分布

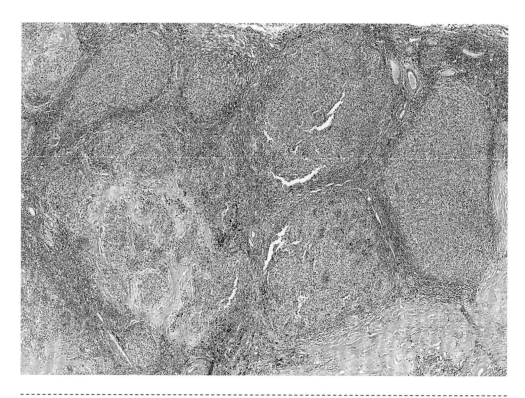

原发性皮肤滤泡中心淋巴瘤：肿瘤在真皮呈结节状分布

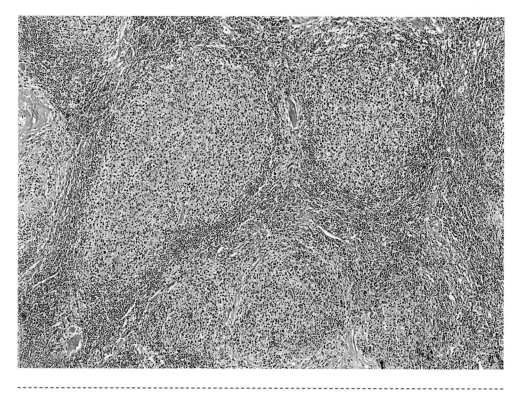

原发性皮肤滤泡中心淋巴瘤：可见淋巴滤泡样结构

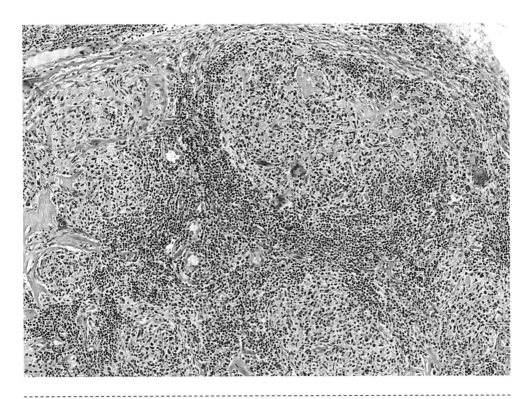

原发性皮肤滤泡中心淋巴瘤：可见淋巴滤泡样结构

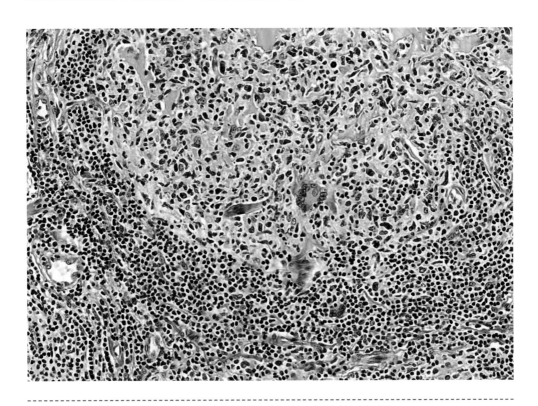

原发性皮肤滤泡中心淋巴瘤：肿瘤细胞胞质丰富，细胞核不规则

97. 乳头糜烂腺瘤病
Erosive adenomatosis of the nipple

➤ 又称为乳腺腺瘤（nipple adenoma）
➤ 表皮糜烂，常无表皮结构
➤ 肿瘤为基底样细胞组成的细胞巢、条索及腺腔
➤ 肿瘤与表皮相连
➤ 表浅有乳头样结构
➤ 深部为增生的乳腺腺管
➤ 可见炎症细胞浸润
➤ 好发于中年女性
➤ 多发生在一侧乳头
➤ 表现为糜烂性丘疹或结节

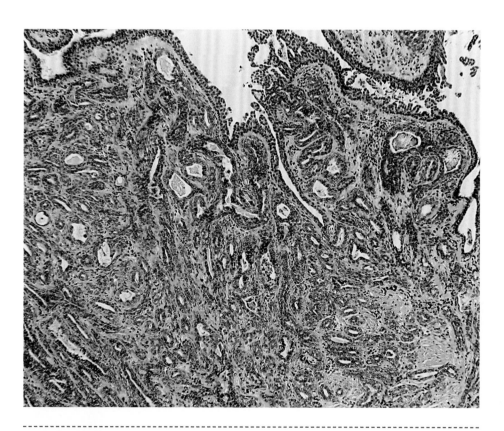

乳头糜烂腺瘤病： 表浅有乳头样结构

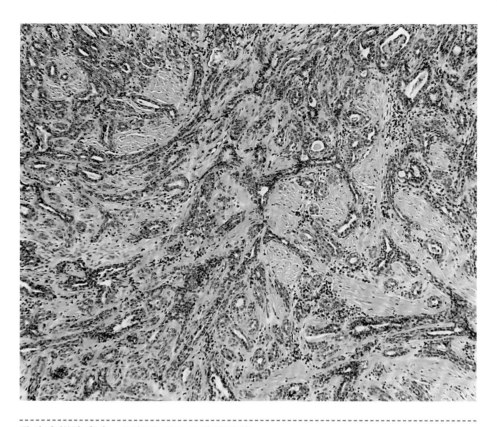

乳头糜烂腺瘤病： 深部为增生的乳腺腺管

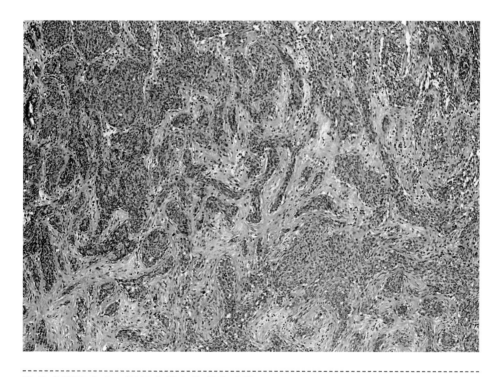

乳头糜烂腺瘤病： 深部为增生的乳腺腺管

98. 副乳
Accessory breast

➤ 表皮基底层色素增多
➤ 真皮可见乳腺导管及腺泡增生，形成乳腺小叶样结构
➤ 部分乳腺导管扩张呈囊状，囊内可见分泌物
➤ 胶原纤维排列较为致密，间质纤维组织增生
➤ 不完全性副乳：有乳腺组织，无乳头组织或有乳头组织，无乳腺组织
➤ 完全性副乳：有乳头及乳腺组织
➤ 临床上为乳房周围或者腋部单发或多发的丘疹或结节

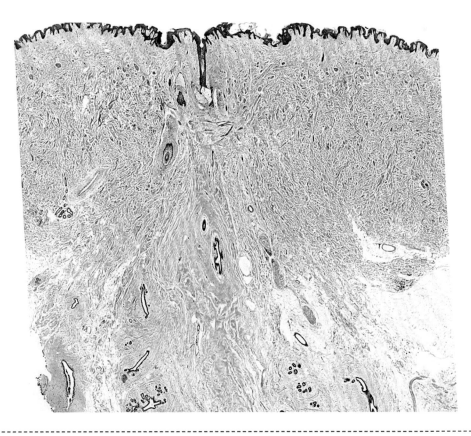

副乳： 真皮深部可见导管及腺体结构

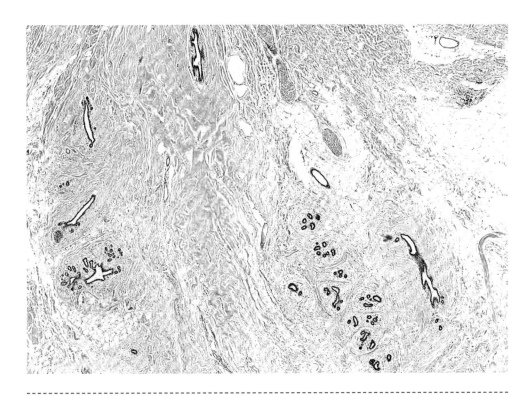

副乳： 真皮深部可见导管及腺体结构

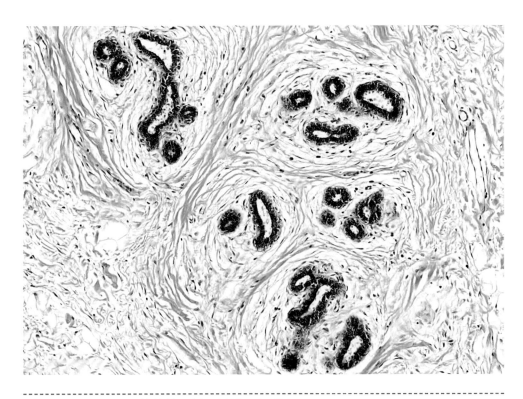

副乳： 乳腺导管及腺体结构，周围纤维组织增生

99. 副耳
Accessory auricle

➢ 息肉样增生，组织结构与胚胎外耳结构相同

➢ 真皮内胶原及脂肪增生，伴血管扩张

➢ 毳毛毛囊及外泌汗腺增多，皮脂腺数量因年龄而异

➢ 病变组织中可见软骨

➢ 临床表现为耳周或面颊部息肉状皮色肿物

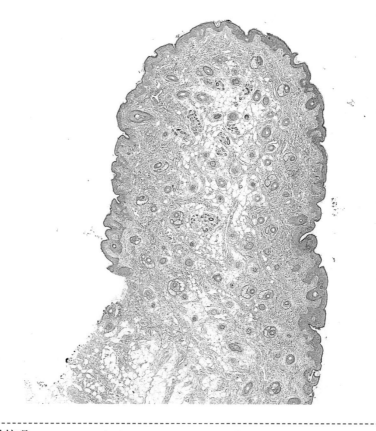

副耳： 呈息肉样外观

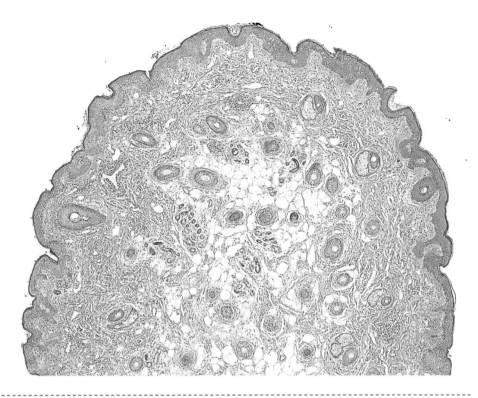

副耳： 真皮内可见较多的毳毛毛囊、外泌汗腺、皮脂腺及脂肪组织增生

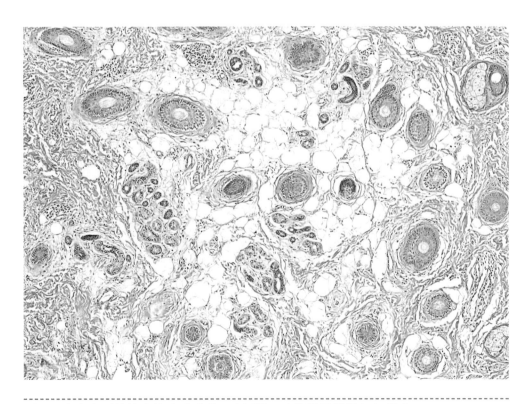

副耳： 真皮内可见较多的毳毛毛囊、小汗腺、皮脂腺及脂肪组织增生

100. 皮肤骨瘤
Osteoma cutis

➢ 原发性皮肤骨化称为皮肤骨瘤
➢ 表现为真皮或皮下组织内境界清楚的骨化区域
➢ 可伴有血管扩张及纤维组织增生
➢ 临床上表现为皮肤结节或斑块
➢ 境界清楚
➢ 皮损单发或多发

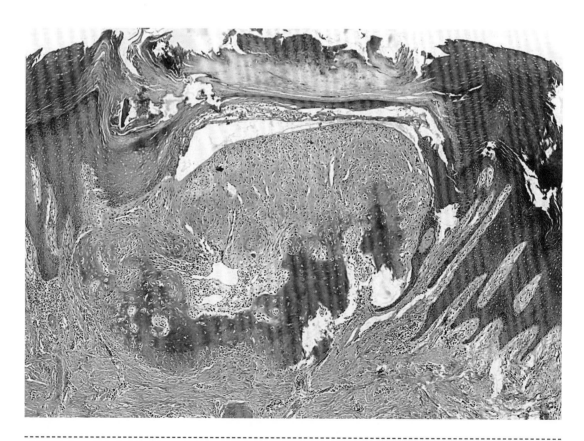

皮肤骨瘤: 表皮角化过度,真皮乳头层可见骨化组织

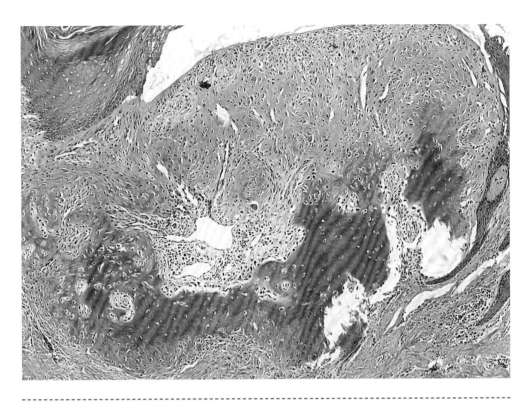

皮肤骨瘤： 真皮乳头层可见骨化组织

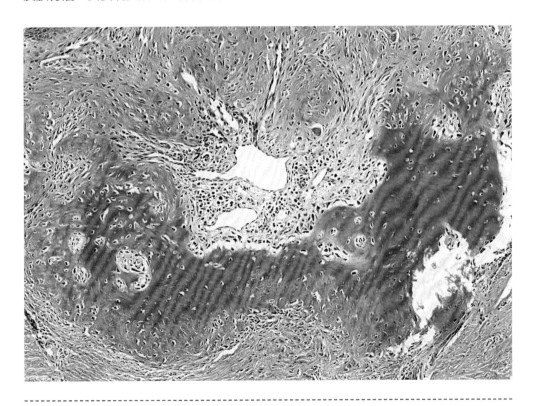

皮肤骨瘤： 骨化组织周围血管扩张及纤维组织增生